LE
MÉDECIN
DE VÉNUS.

Histoire abrégée de Paris, depuis son origine jusqu'à nos jours, rédigée d'après Dulaure et autres. Par Léonard et Monglave; 2 forts vol. in-18, très-bien imprimés.   7 fr.

Nouvelles pièces de M. Gilbert de Voisins, ancien député, pour servir de complément à la Procédure contre les jésuites; publiées par le même. Un vol. in-8°.   2 fr. 50 c.

L'Art de conserver et d'augmenter la beauté, de corriger et déguiser les imperfections de la nature. Par Lami; 1 vol. in-18.   3 fr.

L'Art de réussir en amour, enseigné en 25 leçons. Par l'auteur de la Biographie dramatique; 1 vol. in-18, avec deux gravures.   2 fr.
    Cet ouvrage est un manuel indispensable aux jeunes gens qui veulent triompher des obstacles que leur opposent les femmes.

Le Conjugalisme, ou l'Art de se bien marier; conseil aux jeunes gens pour épouser femme jeune, belle et riche; aux demoiselles, pour s'unir à un joli homme, bien fait et fortuné. Par M. le vicomte de S....; 1 fort vol. in-18, très-bien imprimé, et orné d'une jolie gravure.   2 fr. 50 c.

L'Art de se faire aimer de sa femme. Par le comte Adrien de L....; 1 joli vol. in-18, orné d'une belle gravure.   1 fr. 25 c.

L'Art de se faire aimer de son mari. Par madame la vicomtesse de G.....; 1 joli vol. in-18, orné d'une belle gravure.   1 fr. 50 c.

Le Chansonnier des Théâtres, ou choix des plus jolis couplets chantés dans les divers théâtres de Paris; tirés des meilleures pièces de MM. Béranger, Désaugiers, Scribe, Moreau, Poirson, Merle, Brazier, Carmouche, Charles, Dupeuty, Villeneuve, Jouslin de la Salle, Maurice Alhoy et autres; 1 fort vol. in-18, très-bien imprimé, orné d'une jolie gravure analogue aux divers théâtres.   3 fr. 50 c.

MÉDECIN

DE VÉNUS,

OU

l'Art de se guérir soi-même

De toutes les espèces de Syphilis ou MALADIES SECRÈ-
TES DE L'AMOUR, par des moyens doux, sûrs,
prompts, et aussi infaillibles que peu dispen-
dieux; suivi d'un Dictionnaire explicatif des
termes techniques employés dans cet ouvrage;

PAR MOREL (DE RUBEMPRÉ),

DOCTEUR-MÉDECIN DE LA FACULTÉ DE PARIS.

Amour, que de pleurs tu fais répandre!
J.-J. ROUSSEAU.

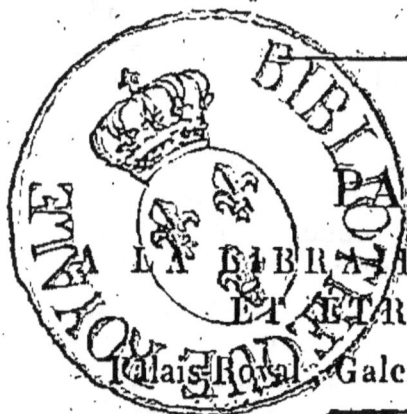

PARIS,

A LA LIBRAIRIE FRANÇAISE
ET ÉTRANGÈRE,

Palais-Royal, Galeries de Bois, n° 253.

1825.

Le Docteur MOREL reste rue St-Antoine,
n° 214.

IMPRIMERIE DE SÉTIER,
Cour des Fontaines, n° 7,
à Paris.

PRÉFACE.

———————

DE toutes les maladies qui assiègent l'humanité, il n'en est peut-être point dont la connaissance intéresse plus la majeure partie des hommes que la syphilis. Cette affection, en effet, est presque généralement répandue, et peut déterminer dans l'économie les ravages les plus affreux. Des difformités de toutes les sortes; de nombreuses maladies chroniques et incurables; une progéniture chétive, et même la mort, n'en sont que trop souvent le funeste résultat. L'histoire de toutes les formes que peut revêtir le virus qui l'occasionne, donnera une juste idée des effets désastreux qu'il peut produire dans toutes les parties du corps, sans en excepter aucune.

Doit-on s'étonner de la fréquence

de la syphilis, quand on réfléchit
que le libertinage est porté à son
comble, et combien sont nombreux
les moyens fort innocens d'ailleurs
par lesquels cette maladie peut être
contractée? L'enfant peut en être
atteint dès le sein de sa mère; il
peut la recevoir de sa nourrice et
la lui transmettre; des baisers las-
cifs peuvent la communiquer; elle
peut être produite par le simple
contact d'une personne à une autre,
ou par une substance quelconque
souillée du virus syphilitique, et

portée contre une des parties du corps dépourvue d'épiderme.

Le virus vénérien, introduit dans l'économie, peut rouler un grand nombre d'années dans le torrent des humeurs, sans donner aucun signe de son existence, et laisser ainsi le malade dans une sécurité trompeuse. Tôt ou tard il est déposé par les vaisseaux lymphatiques dans une ou plusieurs parties du corps, et y occasionne des désordres infiniment variés.

D'après cet aperçu sur le mode d'agir et sur les différentes voies de communication du virus syphilitique, il est facile de sentir que la maladie vénérienne est loin d'être toujours le fruit de la débauche, qu'elle peut se manifester chez les hommes de la plus sévère chasteté, et que nul n'est certain de n'avoir pas en lui un principe de vérole, lequel décèlera tôt ou tard son existence par des symptômes plus ou moins alarmans. Dès lors on conçoit combien il importe à qui que ce soit d'acquérir une notion plus ou moins complète de la maladie qui fait le sujet de notre Ouvrage, et qu'il serait plus que ridicule de rougir de faire figurer dans sa bibliothèque un Traité sur la maladie vénérienne.

Tel est le plan que nous avons adopté dans l'histoire de la syphilis : *après avoir défini la maladie, parlé du principe qui la constitue, rapporté les opinions diverses des auteurs sur son origine en Europe, fait connaître ses diffé-*

rentes espèces, énuméré les nombreux moyens de transmission du virus syphilitique, exposé son traitement en général par les mercuriaux et autres moyens hygiéniques, pharmaceutiques et chirurgicaux, nous avons abordé l'histoire particulière des diverses formes sous lesquelles le virus décèle son existence, ainsi que le traitement spécial qui leur convient.

Notre Ouvrage pourra être utile

aux médecins et surtout à ceux qui
débutent dans l'art de guérir, en
ce que nous avons été guidés par
l'expérience et les vrais principes de
la médecine, et que nous n'avons
presque toujours été que l'écho
des grands praticiens et surtout des
célèbres professeurs de la Faculté
de Paris; il le sera aux personnes
non initiées dans les sciences mé-
dicales, en ce qu'évitant les termes
barbares de la médecine, nous
avons parlé un langage simple et
susceptible d'être compris par tout

lecteur, et que, d'ailleurs, nous avons donné, pour celles-ci, un Dictionnaire explicatif des termes techniques que nous avons été forcés d'employer.

Puisse ce faible essai recevoir un accueil favorable de nos lecteurs! Leur indulgence et leur bienveillance seront pour nous un puissant encouragement pour la continuation d'un Traité sur le même sujet, en plusieurs volumes, que nous nous proposons de soumettre incessamment à l'impression.

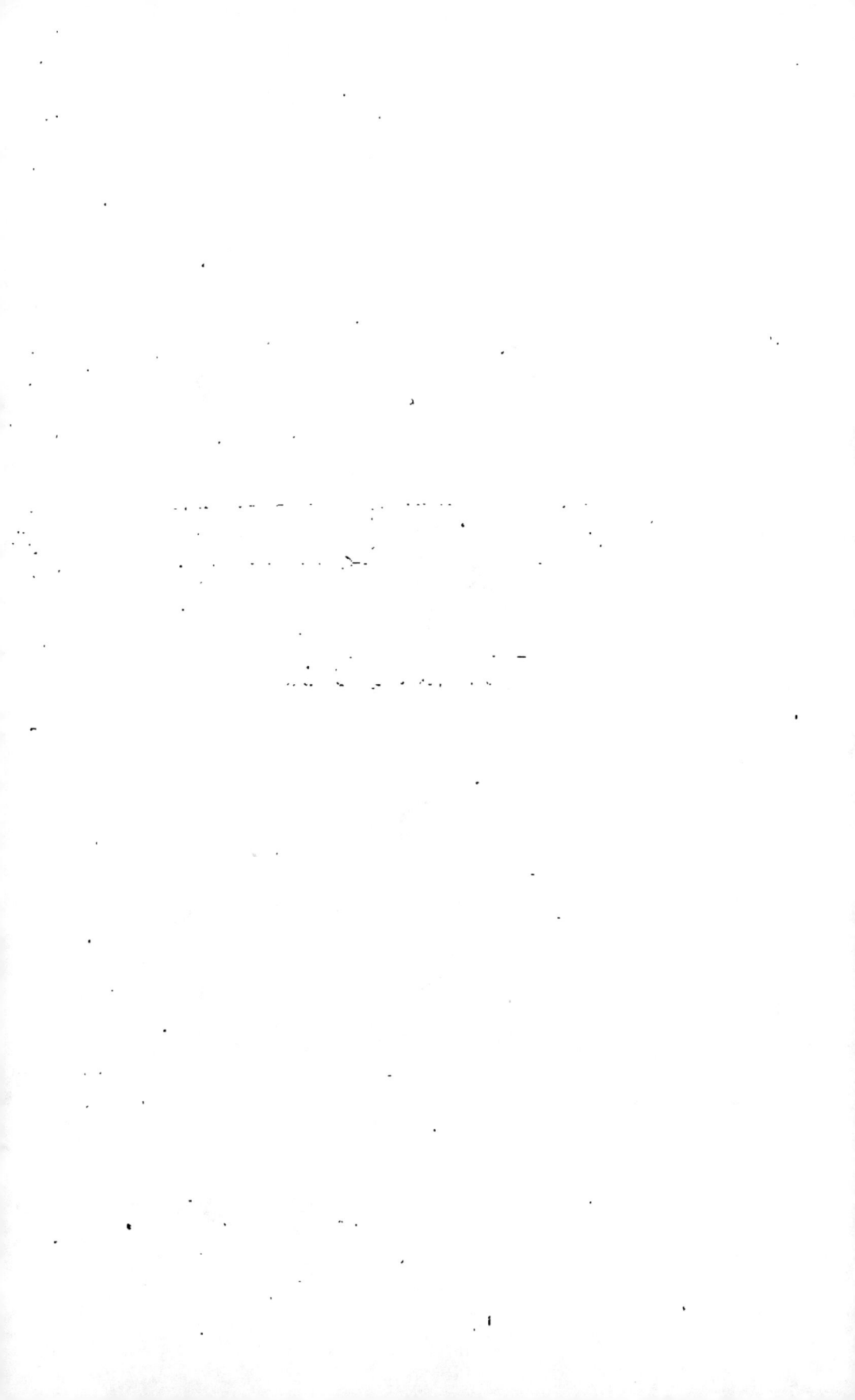

A

L'UTILITÉ

PUBLIQUE.

CONSIDÉRATIONS

GÉNÉRALES

SUR

LA SYPHILIS.

La syphilis, maladie essentiellement contagieuse, consiste en un *virus* qui, transmis, par une communication médiate ou immédiate, d'un individu à un autre, détermine dans celui-ci des symptômes analogues à ceux qu'il produisait dans le premier, c'est-à-dire la *gonorrhée*, des *chancres*, des *bubons*, des *pustules*, des *excroissances* ou *végétations*, des *douleurs ostéocopes*, des *exostoses*, des *caries*, des *nécroses*, etc., etc., affections que nous allons toutes examiner en particulier dans cet opuscule.

I

La plupart des lexicographes font dériver le mot *syphilis* de *philein,* aimer, et de *sus,* porc, amour du porc ; d'autres, de *siphlos,* sale, honteux.

Les divers noms sous lesquels on désigne la syphilis, sont : *vérole, maladie vénérienne, mal de Naples, mal français;* et en latin : *lues Veneris,* mal, châtiment de Vénus.

Le mot *virus* est un terme latin qui signifie poison. L'on entend par virus des fluides très-subtils, inappréciables à la vue, connus seulement par leurs effets morbides, et qui, transmis d'une personne à une autre, déterminent dans la seconde des affections semblables à celles qu'ils produisaient dans la première. Ainsi, l'on appelle *virus syphilitique* la cause déterminante de la syphilis ; *virus rabiétique,* celle de la rage ; *virus variolique,* celle de la petite vérole, etc.

Il ne faut pas confondre le virus avec le venin : le premier est une sécrétion morbide ; le second est un liquide sécrété, dans l'état de santé, par certains animaux, comme le *serpent à sonnettes,* la *vipère,* le *scorpion,* etc., déposé dans un réservoir particulier et servant à leur défense.

Quelques auteurs anciens et modernes ont voulu jeter des doutes sur l'existence d'un virus dans la maladie vénérienne. Ils la faisaient consister en une inflammation particulière se portant tantôt sur une partie, tantôt sur une autre, selon sa plus ou moins grande susceptibilité à s'enflammer. Mais, pour peu qu'on veuille réfléchir sur le mode d'agir de ce mal, l'on sentira facilement combien cette opinion est erronée. Il nous suffira, pour démontrer son existence, de citer quelques observations recueillies pas le docteur Cullerier, médecin en chef du fameux hospice des vénériens de Paris, par M. Lagneau et par nous-même. En médecine, comme dans les autres sciences naturelles, c'est dans l'observation et les faits seuls que l'on peut espérer de trouver la vérité. (Voyez ces observations à la section *Blennorrhagie.)*

L'opinion des auteurs sur l'origine de la maladie vénérienne en Europe, est loin d'être la même. S'y est-elle développée spontanément, comme le *scherliévo* en Dalmatie? Est-elle une dégénérescence de la lèpre et de diverses autres affections cutanées qui désolèrent l'Europe depuis le quatrième jusqu'au quinzième siècle? Serait-elle le fruit amer d'un commerce criminel et impur de l'homme avec les animaux? Cette terrible maladie nous fut-elle apportée d'Amérique par le fameux navigateur Christophe Colomb? Il n'entre point dans nos vues de discuter la valeur de ces diverses opinions; toutes comptent en leur faveur des autorités respectables. Nous nous contenterons de dire que la dernière est la plus généralement admise.

Différentes espèces de syphilis.

Le virus syphilitique, mis en contact avec une partie quelconque du corps, a un quadruple mode d'action :

1.° Il peut n'exercer qu'une action immédiate et unique sur la partie et y déterminer
diverses altérations, comme un chancre,
une blennorrhagie, etc. *(Syphilis locale,*
primitive, idiopathique.)

2.° D'autres fois, le virus n'exerce aucune
action sur la partie avec laquelle il est primitivement mis en contact. Porté incon-
tinent dans le torrent de la circulation par
les vaisseaux absorbans, il est secondairement déposé dans les diverses parties du
corps, où sa présence détermine différentes
altérations, comme exostoses, caries, etc.
(Syphilis primitivement constitutionnelle ou
générale.)

3.° Dans d'autres cas, le principe contagieux, après avoir déterminé des effets
locaux dans la partie où il fut d'abord
déposé, est porté dans le torrent de la
circulation et produit dans l'économie les
mêmes effets que dans le cas précédent.
(Syphilis secondairement constitutionnelle.)

4.° Le virus enfin peut agir simultanément

en partie localement et en partie par absorption. *(Syphilis locale et générale simultanées.)*

L'on sent de quelle importance est la connaissance des diverses espèces de syphilis, puisque c'est sur elle que repose la distinction importante du traitement de cette maladie en *local ou général,* ou bien en *local et général.*

Moyens de transmission du virus syphilitique.

Les moyens par lesquels se transmet le plus ordinairement le virus syphilitique, sont :

1.º Le coït, ou commerce sexuel.

2.º Les embrassemens sur les lèvres, les yeux, et toute autre partie du corps dépourvue d'épiderme.

3.º L'introduction du pénis dans la bouche et le rectum.

4.º Les titillations du clitoris avec la langue.

5.° La succion de solutions de continuité vénériennes.

6.° De la liqueur blennorrhagique, ou quelque liquide purulent sorti d'un ulcère vénérien, d'un bubon en suppuration, d'une carie, etc., mis en contact avec une partie quelconque du corps privée naturellement ou accidentellement d'épiderme. Ainsi, un médecin, une sage-femme contractent la syphilis en touchant d'un doigt tant soit peu excorié une femme qui en est affectée. C'est ainsi que l'on vit cette fameuse accoucheuse de Londres donner la maladie vénérienne à plusieurs centaines de femmes en couches, pour les avoir touchées d'un doigt dont le sommet offrait un ulcère syphilitique, qu'elle avait gagné en touchant une femme malsaine, de ce même doigt légèrement excorié. Ainsi encore, si, après avoir pansé une affection vénérienne en suppuration, on porte la main, sans la laver ou sans l'essuyer, à la bouche ou aux yeux, on contracte la maladie.

7.° L'origine de parens vérolés. Dans ce cas, le virus paraît au-dehors, tantôt au moment même de la naissance, tantôt plusieurs mois et même plusieurs années après.

8.° Le nourrisson et la nourrice peuvent se transmettre réciproquement la syphilis.

9.° Tout corps étranger souillé du virus syphilitique peut transmettre la maladie vénérienne, lorsqu'il est mis en contact avec une partie quelconque du corps capable de transmettre le virus. C'est ainsi que le patron dont parle l'auteur de la *Nosographie chirurgicale,* contracta une maladie vénérienne intense dont il faillit promptement mourir, seulement pour avoir mis dans sa bouche la plume de son commis, qui venait de la retirer de la sienne infectée d'ulcères syphilitiques.

10.° Enfin, quelques auteurs prétendent que le virus syphilitique peut être absorbé à travers la peau même non dépourvue d'épiderme. Cette opinion, trés-admissible pour le fœtus et l'enfant naissant, est loin de nous paraître telle pour les âges suivans.

Durée de la syphilis.

La syphilis, abandonnée à elle-même,
a une durée illimitée. Les symptômes s'ag-
gravent, de nouveaux accidens viennent
s'ajouter aux premiers, la santé se détériore,
et la mort peut en être le résultat fâcheux,
par la gangrène des bubons, les progrès des
ulcères, des caries, etc. Dans certains cas,
les symptômes disparaissent spontanément
et laissent le malade dans une sécurité
trompeuse sur son état. Tôt ou tard, en
effet, le virus syphilitique décèle son existence par des symptômes et plus graves et
plus rebelles à tout traitement méthodique.

Traitement de la syphilis en général.

Les moyens par lesquels on combat la
maladie vénérienne sont hygiéniques,
pharmaceutiques et chirurgicaux.

1.° MOYENS HYGIÉNIQUES.

Ces moyens sont en général :

a. Un régime médiocrement sévère.

b. Température la moins froide possible.

c. Privation de tous alimens de haut goût et de toutes boissons excitantes.

d. Diminuer, par la saignée ou tout autre moyen expoliatif, les forces d'un sujet sanguin et pléthorique.

e. Relever, par un régime analeptique, les forces d'un sujet dont la faiblesse ne lui permettrait pas de résister à un traitement complet et suffisamment sévère.

f. S'abstenir des plaisirs de l'amour.

g. Vivre dans une parfaite tranquillité d'âme.

2.° MOYENS PHARMACEUTIQUES.

A la tête des moyens pharmaceutiques paraît le mercure, dont l'emploi méthotique est le remède spécifique de la vérole.

Il s'administre à l'intérieur et à l'extérieur.

A. *Intérieurement,* sous formes de :

a. *Deuto-chlorure de mercure* ou *sublimé corrosif,* à la dose d'un sixième de grain à un grain par jour.

b. *Proto-chlorure de mercure* ou *muriate doux,* à la dose de trois à quatre grains par jour.

B. *Extérieurement,* sous formes de :

a. *Onguent mercuriel* en frictions, à la face interne des jambes, des cuisses, des bras et des avant-bras, sur le tronc même, à la dose d'un demi-gros à un gros par jour, ou de deux en deux jours. On fait aussi avec l'onguent mercuriel des topiques qu'on applique sur les tumeurs syphili-tiques indolentes, sur les ulcères vénériens non douloureux, etc.

b. *Cérat mercuriel,* qu'on applique sur les ulcères syphilitiques, à l'effet de les faire cicatriser.

Viennent ensuite les quatre bois sudori-fiques :

La *salsepareille* (smilax salsaparilla, L.)

La *squine* (smilax china, L.)

Le *sassafras* (laurus sassafras, L.)

Le *gaïac à fleurs bleues* (gaïaçum offici-nale, L.)

Ces quatre bois, administrés seuls ou unis aux antimoniaux, produisent les plus merveilleux effets dans les syphilis invété-rées, et qui se sont montrées rebelles aux préparations mercurielles.

La tisane de Feltz et le rob de Laffecteur jouissent d'une réputation bien méritée pour le cas dont nous venons de parler.

L'acide nitrique et les préparations d'or, tant prônées contre la syphilis, ne jouirent que d'une réputation éphémère.

Laissons ensevelis dans l'oubli une foule d'autres médicamens dont les prétendues propriétés contre la syphilis furent chantées avec tant d'emphase par le charlatanisme, l'erreur, l'intérêt et la mauvaise foi, et accueillis avec tant d'empressement par l'ignorance, toujours amie de la nouveauté et du merveilleux. Les médicamens que nous venons de citer sont les seuls dont les vertus contre la maladie qui nous occupe soient indubitablement constatées, et dont l'usage soit généralement adopté par les plus célèbres et les plus recommandables praticiens de l'Europe.

3.° MOYENS CHIRURGICAUX.

Ceux-ci comprennent les applications topiques et les opérations.

A. *Topiques.*

Nous les diviserons en *répercussifs, résolutifs, émolliens, sédatifs, rubéfians, vésicans, escarotiques, maturatifs* et *détersifs.*

a. Les *répercussifs* sont de vifs stimulans doués de la propriété de repousser l'afflux inflammatoire, comme l'eau à la glace, la glace pilée, le vinaigre, l'alcool, la noix de galle, le sulfate de zinc, l'acétate de plomb, etc., etc. Mis en contact avec la partie récemment et localement enflammée,

ils peuvent opérer une guérison soudaine.
C'est ainsi qu'on a fait disparaître subitement des ulcères, des blennorrhagies et des
ophthalmies syphilitiques. Mais avec quelle
circonspection il faut user de ces médicamens! quelle funeste métastase, en effet,
ne peuvent-ils pas occasionner ! De plus,
si l'affection locale que l'on a fait ainsi
disparaître, est due à une infection générale, loin que la cause de la maladie soit
détruite, on verra tôt ou tard le virus
syphilitique manifester de nouveau son
existence par des symptômes beaucoup
plus graves.

b. Les *résolutifs* sont des médicamens
qui, en relevant l'action des vaisseaux
absorbans, procurent la résorption des
liquides extravasés, comme la sauge, le
romarin, les fleurs de sureau, les semences
de carotte, le vin, l'eau-de-vie camphrée,
les emplâtres de diachylon et de Vigo,
l'onguent styrax, etc., etc. On les applique
fréquemment sur les bubons, quand les
symptômes inflammatoires ont disparu.

e. Les *émolliens* relâchent le tissu des organes et calment ainsi les symptômes inflammatoires, comme l'eau tiède, la mauve, la guimauve, la bette, l'oignon de lis cuit, la farine de graines de lin, la mie de pain, le jaune d'œuf, etc. Ils produisent de très-bons effets dans la première période de la gonorrhée, dans les bubons et chancres douloureux, etc.

d. Les *sédatifs* engourdissent la sensibilité nerveuse et calment ainsi singulièrement la douleur, comme les fleurs de violette, le camphre, la liqueur d'Hoffman, les têtes de pavot, la morelle, la jusquiame, l'opium, etc. Ces médicamens sont très-efficaces dans la chaude-pisse cordée, les bubons et chancres très-douloureux, dans les douleurs ostéocopes, et en général dans toutes les douleurs produites par la syphilis.

e. Les *rubéfians* sont des médicamens plus ou moins irritans, lesquels rougissent et enflamment légèrement la partie avec laquelle ils sont mis en contact. Ce sont la

chaleur du soleil, celle du feu, l'eau très-
chaude, les frictions avec le vinaigre et
l'eau-de-vie, les renoncules, l'ail, etc.
On les applique sur la tête, pour détourner
les céphalalgies vénériennes; aux membres
et au tronc, pour calmer les douleurs
ostéocopes et rhumatismales; aux cuisses,
pour détourner celles produites par la blennorrhagie; sur la muqueuse uréthrale, pour
y rappeler un écoulement blennorrhagique, dont la suppression aurait été suivie
d'une ophthalmie vénérienne ou d'autres
accidens.

f. Les *vésicans* sont, comme les rubéfians, des agens irritans, susceptibles de
déterminer une plus forte inflammation,
déterminant dans la peau des cloches ou
vésicules, par le soulèvement de l'épiderme,
comme l'eau bouillante, l'ammoniaque,
les mouches cantharides, le garou, la mou-
tarde, etc. On peut employer ces médicamens dans les mêmes cas que les précédens.

g. Les *escarotiques* sont des agens

essentiellement désorganisateurs, lesquels,
mis en contact avec une des parties du
corps, la frappent de mort et la conver-
tissent en une escarre que la nature prend
soin de séparer du vif et de porter au-
dehors. Ce sont le fer rouge, les acides
concentrés, les alcalis purs, le vert-de-gris,
le beurre d'antimoine, le sublimé corrosif,
la pierre infernale, l'alun calciné, etc. On
s'en sert pour détruire les excroissances
syphilitiques, brûler les chancres rongeans,
une portion d'os cariée, etc.

h. Les *maturatifs* ou *suppuratifs* sont des
médicamens qui favorisent la suppuration
d'une tumeur inflammatoire, soit en mo-
dérant l'excitation, lorsqu'elle est trop
intense, soit en l'augmentant, lorsque la
tumeur manque du degré d'excitation nécessaire à la formation du pus. Les substances maturatives sont les feuilles d'oseille
et de poirée, l'huile d'olive et de noix, la
térébenthine, l'onguent de la mère, etc.
On les applique souvent sur les bubons
douloureux.   2 .

i. Les *détersifs* sont des médicamens qui agissent en procurant un léger resserrement dans les chairs et en diminuant ainsi la sécrétion du pus, comme les feuilles de noyer et de ronces, le vin rouge, le baume de Fioraventi, etc. On les emploie dans les ulcères syphilitiques dont les chairs sont flasques et pâles, dans les caries dont la suppuration tend à se vicier. Il est toujours prudent de leur adjoindre des purgatifs.

Disons maintenant quelques mots des bains, des injections, des gargarismes et des collyres.

a. Les *bains* sont l'immersion partielle ou générale du corps dans l'eau. Adjoints au traitement mercuriel, ils favorisent singulièrement la guérison de la syphilis. On les prend ordinairement à la température tiède, c'est-à-dire de 25 à 30 degrés.

b. L'*injection* est l'introduction d'un liquide dans une des parties du corps, à l'aide d'une seringue ou de tout autre

instrument. On fait, dans le canal de l'urèthre, des injections émollientes lors de la
première période de la syphilis, et des injections astringentes dans la seconde période,
ou celle par atonie de la muqueuse. On
fait encore dans le même canal des injections
émollientes, lorsqu'il est le siége d'ulcères
douloureux. On injecte des liquides détersifs
dans les ulcères sanieux produits par l'action désorganisatrice du virus sur la substance des os. On fait enfin des injections
émollientes dans les cavités nasales, lorsqu'elles sont affectées d'ulcères syphilitiques
douloureux.

c. Les *gargarismes* sont des liquides destinés à être retenus un certain temps dans
la bouche et l'arrière-bouche, et à y être
agités en sens divers, au moyen de l'air
qui sort du larynx. Ils s'emploient pour les
ulcères syphilitiques qui ont leur siége dans
ces cavités. On les prépare avec des substances émollientes pour les chancres douloureux, et avec des substances détersives

pour de larges ulcères dont la suppuration trop abondante menacerait d'épuiser les forces du malade.

d. Les *collyres* sont des liquides destinés à être mis en contact avec les yeux. C'est dans l'ophthalmie blennorrhagique qu'il convient d'y recourir. Ils seront répercussifs, pour repousser l'inflammation vers le canal de l'urèthre ; émolliens, pour calmer la douleur produite par l'inflammation de l'œil ; astringens, pour redonner du ton aux membranes externes de cet organe.

B. *Opérations.*

Nous allons énumérer les principales opérations que nécessitent les affections vénériennes, ainsi que les différens cas où il convient d'y avoir recours. Quant à la description des procédés opératoires, nous renvoyons nos lecteurs aux traités des opérations chirurgicales.

a. Application de sangsues sur le testicule, dans *le testicule vénérien;* au périnée, dans la blennorrhagie; à l'anus, dans l'écoulement rectal; aux aines, pour les bubons inflammatoires, etc., etc.

b. *Saignée générale,* lorsque la violence des symptômes détermine une réaction générale ou fièvre inflammatoire.

c. *Ponction* du bubon, lorsqu'il est parvenu à sa parfaite maturité.

d. *Cautérisation* d'ulcères syphilitiques rongeans, d'une portion d'os cariée, d'excroissances syphilitiques, etc., etc.

e. *Excision* et *ligature* des végétations syphilitiques.

f. *Opération* de la fistule à l'anus, etc., etc.

g. *Opération* du phimosis et du paraphimosis, en cas d'étranglement du gland.

h. *Amputation* partielle ou générale du membre viril frappé de gangrène.

i. *Castration* dans le cas où l'engorgement chronique du testicule menace de dégénérer en cancer.

j. *Introduction* d'une bougie ou sonde

dans l'urèthre, lors du rétrécissement de ce canal.

k. *Opération* du trépan dans le cas d'exostose vénérienne dans les os du crâne, laquelle menace de comprimer le cerveau, etc., etc.

Durée du traitement chez l'adulte.

La durée du traitement variera selon les progrès de la maladie. Est-elle récente? il suffira de l'employer pendant six semaines ou deux mois. Est-elle ancienne? on le continuera pendant deux, trois, quatre mois et même plus, si elle est très-invétérée.

Traitement de la syphilis chez les nouveau-nés.

La faiblesse des nouveau-nés demande qu'on apporte la plus grande circonspection dans l'emploi des mercuriaux qu'on leur administre. Le mercure étant, en effet, l'un des plus violens médicamens qui figurent dans la matière médicale, combien son usage imprudent ne pourrait-il pas produire de désordres dans leur frêle économie ! Nous allons indiquer les moyens les plus doux de traiter ces êtres faibles.

Il est inutile d'observer que la syphilis chez les nouveau-nés étant presque constamment générale, puisqu'ils la contractent le plus souvent dès le sein de leur mère, il est indispensable de leur faire subir un traitement mercuriel complet.

La manière la plus bienfaisante de traiter l'enfant à la mamelle, c'est-à-dire de six à huit mois, est de lui administrer le mercure par le lait de la nourrice. Ainsi, on fera prendre à celle-ci une quantité suffisante de mercure pour guérir une syphilis constitutionnelle chez l'adulte. L'un et l'autre guériront de cette manière, puisque tous deux sont affectés de la même maladie.

Si, pour des lésions physiques dans la bouche de l'enfant ou pour d'autres raisons, il ne pouvait être mis à la mamelle, on lui administrerait le mercure à la dose et sous les formes suivantes :

1.° INTÉRIEUREMENT.

a. *Sublimé corrosif* ou *deuto-chlorure de mercure*, à la dose d'un vingt-quatrième de grain par jour, dans du lait ou dans un look adoucissant.

b. *Muriate doux* ou *proto-chlorure de mercure*, à la dose d'un quart à un demi-grain par jour.

2.° EXTÉRIEUREMENT.

Onguent mercuriel en frictions, à la dose de quatre à douze grains tous les deux jours.

Traitement de la syphilis chez les enfans sevrés.

1.° INTÉRIEUREMENT.

a. De six ou huit mois à un an, *sublimé corrosif*, un quinzième de grain par jour; *muriate doux*, un tiers de grain à un grain.

b. D'un à trois ans, *sublimé corrosif,* un douzième de grain par jour; *muriate doux,* un à deux ou trois grains.

c. De trois à cinq ans, un dixième, un huitième, un sixième, un quart de grain de *sublimé* tous les jours; *muriate doux,* deux à trois grains.

2.° EXTÉRIEUREMENT.

De six mois à un an, frictions avec *onguent mercuriel,* depuis quatre grains jusqu'à vingt; d'un à trois ans, dix, douze, vingt-quatre, trente-six grains; de trois à cinq ans, douze, vingt-quatre, quarante-huit grains tous les deux jours.

Salivation mercurielle.

Le mercure exerce assez fréquemment une action particulière ou élective sur les glandes salivaires, ainsi que sur les membranes gutturale et buccale, et y détermine la sécrétion abondante d'un liquide incolore et aqueux, accompagnée souvent de la tuméfaction inflammatoire des glandes, de la muqueuse et même de la langue. C'est surtout le mercure administré par frictions qui détermine cette affection toujours gênante et parfois très-douloureuse. La suspension du mercure, les gargarismes astringens, les purgatifs, les bains, feront facilement disparaître la salivation.

Empoisonnement par le mercure.

Le mercure est un des plus violens poisons fournis par le règne minéral. C'est surtout la forme dite *deuto-chlorure de mercure* ou *sublimé corrosif* dont l'usage imprudent peut déterminer les plus terribles effets : administré, en effet, à la dose de trois, de deux, et même d'un seul grain, pour certains sujets, il cause la mort la plus cruelle en moins de quelques heures. Nous allons faire connaître les signes de l'empoisonnement par cette substance corrosive, ainsi que les moyens de prévenir sa pernicieuse action sur l'économie.

A. *Signes de l'empoisonnement par le sublimé.*

A peine le sublimé est introduit dans l'estomac, à trop forte dose, qu'exerçant son action irritante sur la muqueuse qui le tapisse, il y détermine une violente inflammation caractérisée par des nausées, des vomissemens d'un goût cuivreux, et par les douleurs les plus cruelles dans la région gastrique. Bientôt l'appareil respiratoire et le système nerveux se prennent, soit sympathiquement, soit par l'absorption d'une partie du poison. Les épreintes gastriques sont à leur comble, des douleurs vives se font sentir dans la poitrine, des convulsions se manifestent, l'estomac est frappé de gangrène, et une faiblesse extrême est le précurseur d'une mort prochaine et inévitable.

B. *Antidotes du sublimé.*

Lorsque le médecin sera appelé avant

que le poison ait eu le temps d'exercer son action délétère sur l'économie, il prescrira sans plus attendre des substances susceptibles de former avec le sublimé des composés nouveaux et innocens. Celles qui sont le plus en usage sont une solution de tartrate ou de nitrate de potasse, et une décoction de quinquina. Quand ces substances ne se trouveront pas sous la main, on gorgera l'estomac d'eau tiède, de bouillon, de lait, etc., tant pour étendre le poison que pour provoquer le vomissement. L'émétique est aussi fréquemment employé en pareille circonstance. Si, enfin, l'on ne possédait aucun liquide, l'on aurait pour dernière ressource les titillations de la luette, dont l'irritation détermine sympathiquement les contractions de l'estomac et par conséquent le vomissement.

Quand l'inflammation de l'estomac n'aura pas été assez intense pour donner la mort, on prescrira au malade des boissons mucilagineuses, la diète la plus absolue, les

sangsues à l'épigastre, la saignée, les vésicatoires aux membres, et en général tous
les moyens employés pour combattre la
gastrite.

Après avoir jeté un coup-d'œil rapide et
général sur la maladie vénérienne et sur le
traitement qui lui convient, décrivons en
particulier les diverses formes sous lesquelles le virus syphilitique décèle son
existence, et commençons par la blennorrhagie, comme étant la plus simple et la
plus fréquente des affections syphilitiques.

~~~~~~~~~~~~~~~~~~~~~~~~~~~~~~~~~~~~~~~

SECTION PREMIÈRE.

BLENNORRHAGIE.

(Gonorrhée, chaude-pisse.)

La blennorrhagie consiste en un écoulement inflammatoire de mucus par la membrane muqueuse du canal de l'uréthre chez l'un et l'autre sexe, et, de plus, par celle du vagin chez la femme, et par celle du prépuce chez l'homme.

Le vulgaire désigne cette affection sous le nom de *chaude-pisse*, à cause du sentiment d'ardeur que produit le passage des urines à travers le canal uréthral enflammé.

Astruc et divers autres auteurs lui donnèrent le nom de *gonorrhée*, parce qu'ils prenaient pour de la semence la matière blanchâtre que fournit la muqueuse uréthrale enflammée. (*Gone*, semence, et *rheo*, je coule.)

Swédiaur l'appela blennorrhagie, de *blenna*, mucus, et de *rheo*, je coule. Cette dernière dénomination, quoique plus exacte que les deux précédentes, n'est point celle sous laquelle on doit désigner l'inflammation du canal de l'urèthre, puisqu'elle convient à tout écoulement de mucus par une membrane muqueuse quelconque.

Le mot d'*uréthrite*, dont on qualifia dans ces derniers temps l'inflammation du canal de l'urèthre, est sans contredit le seul que l'on puisse admettre; il est composé, en effet, de deux mots grecs qui signifient inflammation de l'urèthre. Ce mot donne donc une juste idée de la maladie qui nous occupe.

Différentes espèces de blennorrhagie.

La blennorrhagie se distingue en *syphilitique* et en *non syphilitique*, selon qu'elle est due à un principe contagieux ou qu'elle consiste simplement dans l'inflammation du canal uréthral.

La blennorrhagie syphilitique se divise

elle-même en *idiopathique* ou *locale*, et en *symptomatique*, selon qu'elle a été déterminée par l'action primitive et unique du virus syphilitique sur la muqueuse uréthrale; ou selon qu'après avoir été porté par.les vaisseaux absorbans dans le torrent de la circulation, il a été déposé secondairement dans la même muqueuse.

Les symptômes et la marche des différentes espèces de blennorrhagie ci-dessus énoncées sont à peu près les mêmes ; mais la syphilitique, et surtout la syphilitique symptomatique, est plus tenace et plus rebelle au traitement que la non syphilitique. De plus, elle est fréquemment accompagnée ou suivie de divers autres symptômes vénériens, tels qu'ulcères, bubons, pustules, etc.

On distingue encore la blennorrhagie en celle qui se déclare chez l'homme, et en celle qui a lieu chez la femme. Chez le premier, le prépuce peut participer à l'inflammation du canal de l'urèthre, et chez la femme, la muqueuse vaginale. Ces deux espèces, au reste, ne diffèrent qu'en ce que chez l'homme les symptômes sont ordinairement plus intenses que chez la femme, vu la différence de longueur et de diamètre du canal chez l'un et l'autre sexes.

Causes de la blennorrhagie communes aux deux sexes.

La cause unique de la blennorrhagie syphilitique est le contact du virus avec la muqueuse uréthrale. Quant à la non syphilitique, les causes et les prédispositions sont :

1.° Injections âcres dans les parties indiquées.

2.° Introduction fréquente d'une bougie dans le canal de l'uréthre.

3.° Abus de boissons diurétiques.

4.° La trop grande ardeur dans le coït.

5.° Coït trop fréquemment répété.

6.° Masturbations fréquentes.

7.° Rétention forcée des urines.

8.º Équitation prolongée.

9.º Bière nouvelle prise avec excès.

10.º Usage des cantharides.

11.º Influence sympathique du travail de la dentition.

12.º La répercussion de quelque humeur goutteuse, rhumatismale, dartreuse, etc.

Causes spéciales chez l'homme.

1.º Membre viril d'un diamètre disproportionné à celui du vagin.

2.º Efforts faits pour rompre la membrane, sceau de la virginité chez la femme.

3.º Présence d'ulcères dans les voies génitales de la femme.

4.º Torsion ou pression du membre.

5.º Coït avec une femme pendant l'écoulement des règles, des fleurs blanches et des lochies.

Causes spéciales chez la femme.

1.º Accouchement.

2.º Coït avec un sujet dont le gland offre des ulcères.

3.° Coït avec un individu dont le membre offre un diamètre disproportionné à celui du vagin.

Marche et symptômes de la blennorrhagie chez l'homme.

Un temps plus ou moins long après l'action de la cause irritante sur l'urèthre, une espèce de prurit se fait d'abord sentir dans la partie antérieure de ce canal. Ce prurit n'est d'abord qu'un sentiment agréable de titillation qui excite et rend plus pressans les désirs amoureux. Bientôt le prurit se change en douleur, et l'on voit paraître dans la membrane qui tapisse le canal de l'urèthre une rougeur et un léger gonflement promptement suivis de l'écoulement d'une matière blanchâtre ou jaunâtre, quelquefois même verdâtre. L'émission de l'urine produit une sensation brûlante qui, comme nous l'avons dit, a fait nommer cette maladie chaude-pisse par le vulgaire : envies fréquentes d'uriner, érections involontaires et douloureuses. Si l'on est alors assez peu délicat pour se livrer au coït, ou assez ennemi de soi-même pour recourir à la masturbation, l'éjection de la liqueur spermatique, qui est alors souvent sanguinolente, produit une sensation analogue à celle d'un fer rouge plongé dans les parties. C'est alors qu'est à craindre le passage de la maladie dans les testicules.

Trois, six ou sept semaines après l'invasion de cette maladie, les symptômes commencent à perdre de leur intensité : l'éjection de l'urine devient plus facile et moins douloureuse ; les envies d'uriner sont moins fréquentes ; les érections moins douloureuses ; la matière de l'écoulement, après avoir acquis plus de consistance, disparaît insensiblement.

Tels sont la marche et les symptômes les plus ordinaires de la blénnorrhagie ; mais il s'en faut de beaucoup qu'elle ne s'en écarte jamais : quelquefois, par exemple, la maladie est si peu intense, qu'il n'existe qu'un léger écoulement, sans aucun symptôme inflammatoire. D'autres fois, au contraire, elle se manifeste par des symptômes beaucoup plus fâcheux : ainsi, les glandes inguinales, les testicules, le cordon des vaisseaux spermatiques deviennent le siége d'une inflammation sympathique ; la phlogose se propage dans toute la longueur du canal de l'urèthre, d'où une courbure du membre viril qui lui a fait donner le nom de chaude-pisse *cordée*. Dans certains cas, l'inflammation s'étend à la vessie, aux uretères et même aux reins. Alors réaction générale ou fièvre inflammatoire.

Terminaisons.

Les terminaisons de la blennorrhagie sont en grand nombre ; elles peuvent être :

1.° La *résolution*, ou disparition graduelle et insensible des symptômes de la maladie. Cette terminaison est la plus ordinaire et la plus naturelle. Nous l'avons fait connaître en décrivant la marche et les symptômes de cette maladie.

4

2.° La *délitescence*, ou disparition subite des symptômes. Cette terminaison, quelquefois heureuse, de la blennorrhagie non syphilitique, est souvent suivie des plus fâcheux accidens, l'irritation dont la muqueuse uréthrale était le siége pouvant se porter sur un organe plus essentiel à la vie.

3.° La *métastase*, ou le transport de l'inflammation du canal de l'urèthre dans un organe plus ou moins éloigné. Les testicules et les yeux sont, d'entre tous les organes de l'économie, ceux qui sont le plus souvent le siége de cette inflammation métastatique.

4.° La *chronicité*, ou le passage de l'inflammation à un temps indéterminé. Alors la maladie ne consiste qu'en un écoulement incommode de mucus, sans aucun signe notable de phlogose. L'on peut cependant éprouver quelquefois de la douleur en urinant ou après avoir uriné. L'écoulement est tantôt continuel, et tantôt il n'a lieu que pendant la nuit.

La blennorrhagie chronique *(blennorrhée*

de la plupart des auteurs) est ordinairement d'une durée longue : elle peut exister pendant trois mois, six mois, une année, plusieurs années, et même toute la vie.

Chez la femme, la blennorrhagie vaginale est souvent confondue avec les flueurs blanches.

5.° L'*induration*, qui consiste en la persistance du gonflement, avec disparition des autres symptômes inflammatoires. Le canal de l'urèthre devient alors le siége d'un rétrécissement qui peut s'opposer plus ou moins complètement à l'éjection des urines, d'où des rétentions d'urine plus ou moins considérables, et plus ou moins opiniâtres.

6.° La *gangrène*, qui arrive par la violence de l'inflammation locale, ou par le défaut de réaction vitale de tout le reste de l'économie.

TRAITEMENT.

Le traitement de la blennorrhagie dépend de la solution de ces deux questions :

1.° *Le virus qui produit la blennorrhagie est-il le même que celui qui cause la vérole?*

2.° *La vérole peut-elle être la suite de la blennorrhagie?*

La réponse à ces deux questions est pour nous affirmative. Nous allons puiser des preuves en faveur de notre opinion, dans quelques observations recueillies par différens auteurs tant anciens que modernes, et par nous-même.

Première observation.

Trois jeunes gens voient une femme affectée de blennorrhagie : l'un contracte la même maladie, l'autre, un bubon, et le troisième s'en retire sain et sauf.

Seconde observation.

M...., depuis six mois, voit uniquement sa femme, laquelle n'offre qu'un écoulement blennorrhagique. A cette époque, son gland se couvre d'excroissances syphilitiques.

Troisième observation.

Un jeune homme qui, depuis six mois, avait un écoulement blennorrhagique,

qu'il regardait comme un simple échauffe-
ment, communique des choux - fleurs à
deux sœurs, lesquelles n'avaient été vues
que par lui.

Quatrième observation.

Une jeune personne qui, depuis long-
temps, n'offrait qu'un simple écoulement
blennorrhagique, communique des chancres vénériens à un individu qui, depuis
fort long-temps, n'avait vu d'autre femme
qu'elle.

Cinquième observation.

Des chancres se manifestent chez un
individu, par suite de la suppression d'une
blennorrhagie ; la suppression des chancres
est suivie de deux bubons aux aines.

Sixième observation.

Deux bubons se déclarent chez une dame
affectée de blennorrhagie. La blennorrhagie
se guérit en raison des progrès des bubons.

Septième observation.

Une jeune fille de cinq à six ans, laquelle

n'avait jamais été souillée d'aucun attou-
chement, éprouve des douleurs ostéocopes
et présente des excroissances syphilitiques
à la vulve, qu'elle a hérités de ses père et
mère, lesquels n'avaient jamais éprouvé
qu'un simple écoulement vénérien.

Huitième observation.

M. Lagneau guérit, par l'emploi méthodique du mercure, une carie et plusieurs
pustules syphilitiques, lesquelles s'étaient
déclarées sept à huit ans après la guérison
incomplète d'une blennorrhagie : le malade
ne s'était nullement exposé depuis à contracter la syphilis.

Neuvième observation.

Des chancres vénériens se déclarent à la
gorge d'une fille de vingt ans, laquelle ne
s'était jamais exposée à contracter la maladie. Elle les a hérités de sa mère, qu'elle
apprend avoir été affectée d'une blennorrhagie syphilitique.

Ces observations et une foule d'autres

que l'on peut trouver consignées chez un grand nombre d'auteurs, prouvent incontestablement que la blennorrhagie, regardée trop souvent comme une simple inflammation, est, dans beaucoup de cas, occasionnée par le virus syphilitique, et qu'alors il serait très-imprudent de ne la traiter que par les antiphlogistiques ou rafraîchissans.

Elles prouvent de plus que la maladie vénérienne consiste réellement en un virus qui circule dans le torrent des humeurs dans lesquelles il peut séjourner plus ou moins long-temps, sans qu'on soupçonne nullement son existence, et d'où il se dépose dans les diverses parties du corps pour y produire des affections infiniment variées. Ces mêmes observations ne laissent pas plus de doute sur la réalité de l'identité du virus vérolique et du virus blennorrhagique, et démontrent clairement que la blennorrhagie virulente peut être le résultat de la vérole complète, et que réciproquement la blennorrhagie virulente peut occasionner une vérole d'emblée.

Qui croirait que, malgré tant d'observations si authentiques et si concluantes, *Duncan, Bell* et la plupart des médecins anglais aient admis que la blennorrhagie ne fût jamais due à l'action du virus syphilitique? Ces messieurs, sentant tout le poids de ces observations, ne peuvent y répondre qu'en en niant l'authenticité. Malgré des autorités aussi imposantes, nous nous en tenons aux conséquences si simples et si naturelles des observations que nous venons de citer, et de tant d'autres dont il nous serait si facile de démontrer l'authenticité, et nous sommes convaincus avec les Astruc, les Swédiaur, les Monteggia, les Cullerier, les Lagneau et la célèbre Faculté de médecine de Paris, qu'il est toujours prudent de recourir aux préparations mercurielles dans toute blennorrhagie contractée par le coït ou les diverses voies par lesquelles se transmet ordinairement le virus syphilitique.

Après cette digression peut-être un peu longue, mais nécessaire, passons au traitement spécial de la blennorrhagie.

Notre traitement sera loin d'être le même pour toutes les espèces de blennorrhagie. Examinons donc chaque espèce de blennorrhagie, et commençons par la non syphilitique.

Traitement de la blennorrhagie non syphilitique.

L'on ne trouve dans la marche et les symptômes de la blennorrhagie, aucun signe certain et infaillible qui décèle qu'elle est syphilitique ou purement inflammatoire. Cependant la blennorrhagie se déclare-t-elle chez un individu qui n'a point vu de femme, ou n'en a vu que de saines? fût-il placé dans les diverses circonstances prédisposantes et déterminantes que nous avons énumérées en parlant des causes de la blennorrhagie? l'écoulement n'est-il ni âcre, ni verdâtre? On peut conclure que la maladie ne consiste que dans l'inflammation du canal de l'urèthre. Alors il suffira d'avoir recours aux antiphlogistiques.

Traitement de la blennorrhagie syphilitique.

L'emploi du mercure est nécessaire à la guérison d'une blennorrhagie déterminée par le virus syphilitique.

Le mercure s'administrera localement ou généralement, selon que l'on présumera que le virus n'a agi que sur la muqueuse uréthrale, ou que, porté dans le torrent de la circulation, il a déterminé une syphilis constitutionnelle, ou qu'enfin la blennorrhagie est elle-même le résultat d'une infection générale première.

Mais quelles données certaines possédons-nous pour déterminer ces cas ? La blennorrhagie est syphilitique, quand le malade ne s'est exposé à aucune des causes qui peuvent déterminer l'inflammation pure et simple de la muqueuse uréthrale, quand elle est la suite d'un coït avec une personne atteinte d'une véritable syphilis. S'agit-il de décider si l'affection est locale ou due à une infection

générale? On aura égard à diverses circonstances antécédentes, aux symptômes con-
comitans et consécutifs de la blennorrhagie.
Ainsi, la blennorrhagie se déclare-t-elle
long-temps après le coït? est-elle accompagnée, précédée ou suivie de chancres, de
bubons, de douleurs ostéocopes? le malade
fût-il auparavant affecté d'une vérole qu'il
traita incomplètement? C'est, en un mot, à
la sagacité du médecin à éclairer son diag-
nostic d'une foule de circonstances parti-
culières plus ou moins concluantes, et qu'il
serait trop long d'énumérer ici.

Si donc la blennorrhagie syphilitique n'est
que locale, faites, dans le canal, pour la première période ou celle inflammatoire, des
injections émollientes, et, pour la seconde,
des injections avec le liquide suivant :

Sublimé corrosif . . . . 5 grains.
Eau distillée . . . . 1 livre.
Vin d'opium . . . . 2 gros.

Si cette injection exerce une trop forte

crispation dans la muqueuse uréthrale, on aura soin de l'étendre d'une plus ou moins grande quantité d'eau commune.

La syphilis est-elle générale ? Administrez le mercure d'après les formes et les règles prescrites pour la syphilis d'emblée.

Traitement commun à toutes les espèces de blennorrhagie.

Il est nécessaire d'avoir ici égard à l'*acuité* ou à la *chronicité* de la maladie, parce que l'une et l'autre demandent un traitement tout-à-fait opposé.

A. *Blennorrhagie aiguë.*

L'on sait que la blennorrhagie aiguë est celle qui parcourt régulièrement ses périodes inflammatoires. Combattre l'inflammation locale ; prévenir la disposition générale inflammatoire ; neutraliser le virus syphilitique, si la blennorrhagie est vérolique, telle est la triple indication qui s'offre au médecin. Ces trois indications seront

remplies par des moyens hygiéniques,
pharmaceutiques et chirurgicaux.

1.° MOYENS HYGIÉNIQUES.

Pour procéder avec plus d'ordre dans
l'exposition des différentes matières de
l'hygiène dont le sage emploi est nécessaire
à la curation de la maladie qui nous occupe,
suivons la classification qu'en a donnée le
célèbre et savant Haller, c'est-à-dire en
circumfusa, applicata, ingesta, excreta, gesta
et *percepta*.

a. *Circumfusa,* (choses qui nous entourent.)

α. Éviter de passer subitement d'une
température chaude à une température
froide. Il en pourrait effectivement résulter
de funestes métastases.

β. Se tenir dans la température la moins
froide possible.

γ. Ne point marcher contre les vents,
surtout contre ceux du nord.

5

δ. Ne pas s'exposer à l'air dans les temps froids et humides.

b. *Applicata*, (choses qui s'appliquent à la surface du corps.)

α. Porter une chemise de flanelle.

β. Se vêtir chaudement, surtout dans les temps froids.

γ. Éviter la trop grande chaleur du lit, laquelle rend les érections plus fréquentes et plus douloureuses.

δ. Prendre un bain tiède tous les jours ou tous les deux jours. Ces bains tièdes sont ceux qui ont à peu près la même température que celle du corps, c'est-à-dire 28 à 3o degrés, thermomètre de Réaumur.

υ. Bains de siége à la même température.

ζ. Immersions fréquentes de la verge dans l'eau tiède.

c. *Ingesta*, (alimens et boissons.)

Le régime sera en général médiocrement sévère, et le malade se privera de tous

alimens de haut goût, de toutes boissons
excitantes et de toutes salaisons.

d. *Excreta,* (matières hétérogènes qui
doivent être éliminées du corps.)

α. Favoriser la transpiration par tous les
moyens possibles.

β. Entretenir la liberté du ventre par
des alimens de facile digestion; l'abstinence
des alimens de haut goût, des boissons
excitantes et des salaisons ; par un doux
exercice après le repas ; par des lavemens
émolliens, etc.

γ. Éviter en général tout ce qui pourrait
produire la suppression des évacuations,
soit naturelles, soit accidentelles, telles
que flux menstruel, flux hémorrhoïdal,
lochies, vésicatoires, cautères, etc.

e. *Gesta,* (exercices du corps.)

α. Consacrer à un paisible sommeil le
plus de temps possible.

β. Ne se livrer à aucun exercice pénible
et fatigant.

δ. User cependant d'un exercice doux et modéré.

f. *Percepta,* (exercices de l'esprit.)

α. Vivre dans une parfaite tranquillité d'âme.

β. Ne se livrer à aucun exercice pénible de l'esprit.

γ. De la gaîté et des distractions douces et agréables.

Peut-être nos lecteurs trouveront-ils que nous nous sommes étendus un peu trop longuement sur les moyens hygiéniques; mais s'ils veulent bien réfléchir que de leur sage emploi ou bien de leur abus dépend la curation prompte ou la prolongation indéfinie de la blennorrhagie, ils jugeront, nous l'espérons, que c'est avec la plus juste raison que nous sommes entrés dans ces détails, et qu'ils ne sont rien moins que minutieux.

2.° MOYENS PHARMACEUTIQUES.

Les moyens pharmaceutiques employés

contre la blennorrhagie se divisent en non mercuriels et en mercuriels.

a. *Moyens pharmaceutiques non mercuriels.*

Infusion de mauve et de guimauve.

Légère décoction de graines de lin, de chenevis, d'orge, de racine de guimauve et de fraisier.

On édulcorera ces différentes boissons avec du sucre, du miel ou du bois de réglisse.

On pourra substituer à ces boissons d'autres plus agréables, comme le *petit-lait,* le *sirop d'orgeat,* le *sirop capillaire,* celui de *gomme arabique,* etc.

L'on administre assez habituellement avec les boissons que nous venons d'indiquer le *sel de nitre* ou *nitrate de potasse,* à la dose de dix à vingt grains par litre d'eau. Il est, à cette dose, diurétique et même rafraîchissant. On pourrait aussi administrer les acides minéraux ou végétaux, lesquels, suffisamment étendus d'eau, deviennent

5 .

comme on le sait, tempérans et rafraîchissans.

Nous allons indiquer différentes formules
de boissons antiphlogistiques, dont il con-
viendra de faire usage dans la période
d'inflammation.

Tisane commune de chiendent.

Racine de chiendent.. 1 once.

Eau commune....... 3 livres.

Faites bouillir jusqu'à réduction de 2 livres.

A la fin de l'ébullition ajoutez :

Racine de réglisse ratissée,

   découpée .... 2 gros.

Sel de nitre .... 20 grains.

On en prend un ou deux litres par jour.

Eau d'orge.

Orge en gruau lavé... 1 demi-once.

Eau .... 2 $\frac{1}{2}$ livres.

Faites réduire d'un tiers et ajoutez :

Sirop de guimauve... 1 once.

On en prend un ou deux litres par jour.

Bourrache sèche... 1 demi-poignée.

Faites légèrement bouillir dans

Eau de fontaine........ 2 livres.

Ajoutez sirop capillaire.. 2 onces.

Gomme arabique ...... 2 gros.

Gomme adragant........ 1 gros.

Faites dissoudre dans

Eau de fontaine........ 2 livres.

Sucre candi .... 3 onces.

On prend ces deux dernières boissons par verrée, de deux en deux heures.

Les différentes boissons que nous venons d'indiquer n'agissent point comme spécifiques, ainsi que le pensent plusieurs empyriques; ils ne produisent les bons effets qu'on leur reconnaît, qu'en calmant la disposition inflammatoire générale, et par conséquent la locale, ainsi qu'en étendant les urines qui deviennent alors moins âcres et causent moins de cuisson lors de leur éjection.

Décoction blanche.... 2 livres.

Sirop diacode........ 1 once.

Mêler.

A prendre par verrée.

Extrait de jusquiame
en poudre......... 1 gros.

Poudre d'assa fœtida.. 1 scrupule.

Camphre en poudre... 1 demi-gros.

Mêler et diviser en 48 pilules.

Poudre de belladone.. 2 scrupules.

Sirop de gomme arabique, quantité
suffisante.

Mêler et diviser en 16 pilules.

A prendre une le matin et une le soir.

Extrait de belladone .. 1 scrupule.

Poudre de valériane
sauvage .... 1 scrupule.

Mêler et diviser en 12 doses.

Camphre en poudre ... 1 gros.
Diviser en trois doses.

Chaque paquet du camphre fait une impression très-forte sur la surface gastrique
et donne lieu à des effets sympathiques qui,
en thérapeutique, se montrent souvent
sédatifs ou calmans. M. Richard de la Prade,
médecin de l'Hôtel-Dieu de Lyon, a expé-
rimenté que le camphre, à la dose de deux
scrupules dans les vingt-quatre heures,
calme d'une manière sûre les accidens des
gonorrhées avec érections douloureuses : -
au-dessous de cette dose, cette substance
n'a plus qu'une sédation imparfaite.

Dans le cas de courbure du membre viril,
que l'on désigne communément sous le nom
de *chaude-pisse cordée* ou *arquée*, l'on devra
bien se garder d'essayer de le redresser par
des moyens violens et mécaniques, comme
le pratiquent quelques personnes impru-
dentes. Il pourrait arriver alors que le canal
de l'urèthre se rompît, ne se cicatrisât que

très-difficilement et devînt même le siége
d'ulcères sanieux très-opiniâtres.

b. *Moyens mercuriels.*

L'existence fréquente d'un virus dans la
blennorrhagie ; l'identité de ce virus avec
celui de la vérole d'emblée ; les accidens
véroliques qui n'accompagnent et ne suivent
que trop souvent la blennorrhagie, sont
des raisons assez puissantes pour déterminer le praticien prudent à ne point se
borner à l'usage des antiphlogistiques dans
le traitement de cette maladie, et à recourir
au vrai et à l'unique spécifique que nous
possédions contre la syphilis.

Le mercure étant un médicament exci-
tant, qui, administré dans la période inflammatoire, augmenterait infailliblement,
comme tous ceux de cet ordre, l'intensité
de l'inflammation, il ne faut y recourir que
quand celle-ci aura disparu, ou qu'elle sera
presque nulle.

3.° MOYENS CHIRURGICAUX.

Lorsque le sujet est jeune, vigoureux et sanguin, il faut lui pratiquer une saignée au bras.

Quinze à vingt sangsues appliquées au périnée, produisent une dérivation bienfaisante.

L'immersion fréquente du membre viril dans un liquide mucilagineux, à la température tiède ; l'injection souvent répétée du même liquide dans le canal de l'urèthre, à l'aide d'une petite seringue ; l'application, pendant la nuit, d'un cataplasme émollient sur le périnée, les testicules et le membre viril, sont autant de moyens qui produisent une détente et un soulagement prompts et manifestes.

Il sera toujours prudent de soutenir les testicules avec un suspensoire, pour éviter le tiraillement douloureux de ces organes et pour en prévenir l'inflammation métastatique.

6

Les vésicatoires appliqués à la partie interne des cuisses, sont de prompts et salutaires dérivatifs.

B. *Blennorrhagie chronique.*

La blennorrhagie est dite *chronique,* lorsqu'elle ne consiste plus qu'en un simple écoulement de mucus par le canal de l'urèthre, avec disparition de la tension, de la douleur et des autres phénomènes inflammatoires.

Les différens autres noms sous lesquels on désigne cette affection, sont *blennorrhée, suintement uréthral habituel,* etc.

Les principales causes de l'affection qui nous occupe, sont :

1.° L'atonie, ou le relâchement de la muqueuse uréthrale.

2.° Le défaut de ton de tous les systèmes de l'économie.

3.° La présence d'ulcères syphilitiques dans la muqueuse de l'urèthre.

4.° L'existence du virus syphilitique dans le torrent de la circulation.

5.º Le rétrécissement partiel ou général du canal de l'urèthre.

6.º L'usage prématuré des plaisirs de l'amour.

7.º Les écarts de régime.

8.º Enfin, l'habitude vicieuse qu'a contractée la nature de se débarrasser d'une portion d'humeur superflue par la muqueuse uréthrale.

Traitement de la blennorrhagie chronique.

Autant les causes de la blennorrhée sont variées, autant devront l'être les moyens curatifs; ainsi :

1.º Est-elle entretenue par la flaccidité de la muqueuse de l'urèthre? On usera des moyens suivans :

a. Immersion des testicules et du membre génital dans l'eau à la glace.

b. Injections dans le canal de l'urèthre avec l'un des liquides suivans :

Eau de Cologne, une cuillerée à café par verre d'eau.

Eau unie à une certaine quantité de vinaigre, de vin ou d'eau-de-vie.

Sulfate acide d'alumine.. 2 gros.
Eau distillée........... 1 once.

Acétate de plomb liquide. 1 demi-once.
Eau-de-vie............ 1 demi-once.
Eau distillée........... 1 livre.

Sulfate de zinc......... 2 gros.

Pulvérisez dans un mortier de verre, et ajoutez peu à peu :

Eau commune.......... 2 livres.
Vin d'opium........... 1 demi-once.

2.° La maladie tient-elle au relâchement de toute l'économie? Il faut prescrire des alimens toniques, le vin généreux, le quinquina, les eaux ferrugineuses, et des pilules ainsi préparées :

Térébenthine cuite ..... 2 gros.

Cachou................ 2 gros.

Quinquina en poudre ... 4 scrupules.

Baume de copahu ...... 2 scrupules.

Faites une masse, que vous diviserez en 144 pilules.

On en prendra de 10 à 20 par jour, et on boira un verre d'eau ferrée par-dessus.

On fera, de plus, dans le canal de l'urèthre des injections avec l'un des liquides astringens que nous venons d'indiquer.

Il est en général prudent de faire suivre les injections astringentes d'un ou de plusieurs purgatifs.

3.° Sont - ce des ulcères syphilitiques dans le canal de l'urèthre qui entretiennent l'écoulement dont il est le siége ? On usera intérieurement de mercure, parce qu'il doit y avoir absorption d'une plus ou moins grande quantité de virus, et on fera dans le canal des injections avec l'un des liquides suivans :

6 .

Muriate de mercure doux. 1 demi-once.
Solution de gomme arab.ᵉ. 12 onces.
Mêler et agiter.

———————

Sublimé corrosif .... 5 grains.
Eau distillée........... 1 livre.
Vin d'opium.......... 3 gros.

On étendra cette injection avec une plus ou moins grande quantité d'eau, selon la sensibilité du sujet.

Il est inutile d'avertir que cette injection ne peut convenir que quand les ulcères sont indolens.

4.ᵉ La blennorrhagie chronique cédera à un traitement mercuriel complet, quand elle sera entretenue par l'existence du virus syphilitique dans l'économie.

5.ᵉ L'introduction dans l'urèthre de bougies, dont on augmentera graduellement le calibre, fera cesser celle qui tient au rétrécissement du canal.

6.ᵉ La continence guérira la gonorrhée

dont la chronicité aura pour cause l'usage
prématuré des plaisirs de l'amour.

7.° Un régime tel que nous l'avons in-
diqué en parlant des moyens hygiéniques,
fera cesser celle qui tient à des écarts de
régime.

8.° Quant à l'habitude vicieuse que contracte quelquefois la nature d'évacuer par
la membrane uréthrale une portion d'humeur superflue, elle offre la plus grande
opiniâtreté et ne peut guère céder qu'à
de puissans révulsifs, aux bains d'eaux
minérales sulfureuses et ferrugineuses, à
l'usage intérieur et local de forts astringens, aux voyages, etc. Quelquefois cependant, aucun moyen ne réussit à la
guérir, et l'écoulement continue pendant
un très-grand nombre d'années, et même
toute la vie.

VARIÉTÉS ET ACCIDENS

DE LA BLENNORRHAGIE.

1.° *Blennorrhagie du gland.*

La blennorrhagie du gland, ou *gonorrhée bâtarde,* consiste en un suintement inflammatoire de la muqueuse qui recouvre le gland, et de celle qui termine le canal de l'urèthre. Ses causes en sont à peu près les mêmes que pour la blennorrhagie ordinaire; mais une des causes spéciales de cette variété, est le séjour de la matière sébacée entre le prépuce et le gland chez les personnes malpropres. On sent bien alors qu'elle n'est pas vénérienne.

Cette maladie peut coïncider ou non avec la blennorrhagie ordinaire.

Le traitement de cette affection est absolument le même que celui de la blennorrhagie ordinaire. Ainsi, comme dans celle-ci, combattre d'abord l'inflammation par les antiphlogistiques locaux et généraux, administrer le mercure, quand elle est syphilitique, et recourir aux astringens, si elle prend le caractère de la chronicité.

2.° *Gonflement de la prostate.*

Lorsque la blennorrhagie se manifeste par des symptômes violens, la prostate devient quelquefois le siége d'une inflammation sympathique plus ou moins intense. On reconnaîtra que la prostate est enflammée aux symptômes suivans : le malade éprouvera d'abord un sentiment de tension, de douleur et de pesanteur dans la région des lombes; les envies d'uriner se répéteront fréquemment; l'éjection des urines se fera difficilement, et elle sera accompagnée d'un sentiment de cuisson vers le col de la vessie; cette difficulté d'uriner augmentera par les efforts; le doigt introduit dans le rectum sentira un gonflement plus ou moins considérable, entourant le col de la vessie; une sonde introduite dans le canal de l'urèthre ne pourra pénétrer dans la vessie. Si l'inflammation fait des progrès,

bientôt les douleurs deviendront de plus
en plus cuisantes, l'éjection des urines
deviendra impossible, des ténesmes et un
poids très-douloureux se feront sentir dans
la région du périnée, tous les symptômes
d'une fièvre inflammatoire se déclareront,
et le malade succombera bientôt à la violence de l'inflammation, si l'on ne vient
promptement à son secours.

Cette inflammation réclame l'emploi des
antiphlogistiques les plus énergiques. Il
faudra de plus faire parvenir une sonde
dans la vessie par le canal de l'urèthre. Si
la tuméfaction de la glande offre un obstacle
insurmontable au passage de celle-ci, il
sera nécessaire de recourir à la ponction de
la vessie au-dessus du pubis, sans quoi l'on
verrait promptement se déclarer une fièvre
urineuse mortelle.

Le but du médecin est de faire terminer
la maladie par la résolution ; mais il s'en
faut de beaucoup que cette terminaison
favorable couronne toujours ses efforts.

Le plus souvent, en effet, la maladie se termine par la suppuration, terminaison qu'annoncent la diminution des symptômes inflammatoires, les frissons et une fièvre avec redoublement vers le soir. L'on ne peut, dans cette terminaison fâcheuse, espérer de guérison que dans le cas où le pus se fraierait une route dans le canal de l'urèthre ou dans la vessie. Aussi, doit-on essayer de déterminer une ulcération dans les parois du foyer qui fait saillie à l'entrée de la vessie ou dans le canal de l'urèthre, par l'introduction fréquente dans celui-ci d'une sonde élastique, dont l'extrémité peut la déterminer par son action mécanique. Lorsque, soit par les efforts de la nature, soit par les soins de l'art, le pus se sera fait jour dans l'un des deux organes susdits, l'on maintiendra dans le canal une sonde à demeure, tant pour favoriser la cicatrisation de la plaie que pour donner issue aux urines et à la matière purulente.

Mais trop souvent le pus se fraie une

route dans la cavité du bassin. Que de désordres alors n'a-t-on pas à redouter ! Il peut, en effet, par son action irritante, déterminer dans les organes qui y sont contenus, l'inflammation la plus intense, promptement suivie de la gangrène et de la mort. Il pourrait cependant arriver que le pus se frayât un chemin dans la cavité du bassin sans enflammer aucun des organes qui y sont contenus. Filant, dans ce cas, à travers le tissu cellulaire qui enveloppe ceux-ci, il viendrait former aux environs du bassin un abcès par congestion, qu'il faudrait ouvrir presque dès son apparition. De plus, il pourrait arriver que le pus fût enlevé par les vaisseaux absorbans.

Le gonflement de la prostate n'est pas uniquement déterminé par l'acuité des symptômes de la blennorrhagie : il est souvent la suite tardive de celle-ci, et peut se déclarer dix et même vingt ans après la disparition de cette affection, surtout chez les vieillards qui, dans leur jeunesse, furent

affectés d'un grand nombre de gonorrhées.
Il peut encore être le résultat de grands
excès dans les plaisirs vénériens. Les symptômes et le traitement sont, dans ces deux
derniers cas, les mêmes que dans le premier.

3.° *Tumeurs entre les bourses et l'anus.*

Quelquefois, dans l'intensité d'une blennorrhagie, il se manifeste des tumeurs
inflammatoires entre les bourses et l'anus.
On pense qu'elles sont produites par l'inflammation des glandes de Cowper. Quoiqu'il en soit, il faut tâcher de les conduire
à la guérison par les topiques émolliens.
Si elles se terminent par suppuration, il
faudra percer, dans toute leur longueur,
les petits abcès qui en résulteront, pour
éviter des clapiers et des fusées dans le
tissu lâche environnant.

4.° *Testicule vénérien. (Chaude-pisse
tombée dans les bourses.)*

L'étroite sympathie qui lie entre eux tous

7

les organes qui composent l'appareil génital, rend très-fréquente l'inflammation sympathique ou métastatique des testicules, pendant le cours de la blennorrhagie aiguë. Le moyen de transmission de cette inflammation sont les *canaux éjaculateurs,* situés entre les testicules et la portion de l'urèthre qui correspond au *vérumontanum.*

L'inflammation peut siéger dans les deux testicules ou dans un seulement. Dans ce dernier cas, c'est presque toujours le gauche qu'elle affecte.

Tantôt l'inflammation du testicule a lieu avec la disparition totale de celle de la muqueuse uréthrale, et tantôt avec diminution seulement de celle-ci.

Les injections astringentes dans le canal de l'urèthre, l'immersion du membre viril dans un liquide froid, le passage subit d'une température chaude à une température froide, une marche prolongée et violente, la danse, l'escrime, l'équitation, le coït, la masturbation, la pression ou la torsion du membre, l'usage trop souvent réitéré des purgatifs drastiques, sont les causes les plus fréquentes de l'inflammation du testicule pendant la blennorrhagie.

Le testicule enflammé acquiert bientôt un volume triple de l'ordinaire et devient le siége de douleurs très-vives, accompagnées de tiraillemens très-sensibles et très-incommodes dans le cordon spermatique correspondant.

Traitement.

On préviendra la maladie en écartant, pendant tout le cours de la blennorrhagie, les causes que nous venons d'énumérer.

Si l'inflammation du testicule est récente et qu'elle ait lieu avec disparition de celle de la muqueuse uréthrale, il faut tâcher de la rappeler dans son siége primitif, d'une part, en faisant dans le canal des injections irritantes et en y introduisant une bougie; de l'autre, en plongeant le testicule dans l'eau à la glace ou tout autre répercussif, comme l'emplâtre fait avec la *terre cimolée* pétrie dans du vinaigre.

Dans la période non aiguë, on passera des répercussifs aux résolutifs, comme l'emplâtre de *Vigo cum mercurio,* l'*onguent mercuriel,* etc., dont on frictionnera l'organe testiculaire.

On doit bien se garder de faire un usage abusif des répercussifs et des résolutifs, leur abus pouvant déterminer un sarcocèle, et, par suite, l'atrophie du testicule.

Il faut éviter de faire pénétrer les bougies et les injections trop avant dans le canal de l'urèthre ; car, parvenant jusqu'au vérumontanum, sur les côtés duquel viennent se déboucher les canaux éjaculateurs, elles y produiraient une irritation qui ne tarderait pas de se transmettre au testicule et d'aggraver ainsi les symptômes inflammatoires.

Quand l'inflammation du testicule n'a lieu qu'avec diminution de celle de la muqueuse uréthrale, ou que le temps qui s'est écoulé depuis son apparition ne permet plus de recourir aux répercussifs, il faut administrer les antiphlogistiques locaux et généraux les plus énergiques, comme plusieurs saignées au bras, si les forces du sujet le permettent; une forte application de sangsues au périnée ou à l'anus, la diète, les topiques émolliens, etc., etc.

Quand on n'a pu répercuter l'inflammation métastatique du testicule, la résolution ne s'opère qu'avec lenteur; souvent même l'épididyme est le siége d'un engorgement partiel qui subsiste pendant des années et même toute la vie. Cet engorgement est presque toujours sans danger, à moins qu'un nouvel engorgement ne l'augmente et ne détermine un sarcocèle.

Il arrive rarement que l'inflammation du testicule se termine par suppuration. Cette terminaison est très-souvent fâcheuse, la fonte entière et l'atrophie du testicule en étant fréquemment la suite inévitable. Lorsque la suppuration sera bien établie, il sera préférable d'ouvrir l'abcès par une ponction faite selon l'art, que d'abandonner ce travail à la nature.

5.° *Ophthalmie gonorrhoique ou blennorrhagique.*

Il existe entre la muqueuse uréthrale et la *conjonctive* une étroite sympathie qui prédispose cette dernière à une ophthalmie métastatique, pendant le cours de la blennorrhagie.

Les causes qui la déterminent sont tout ce qui peut produire la suppression de l'écoulement blennorrhagique, comme des injections astringentes, un air vif et froid, etc., etc.; la matière de l'écoulement blennorrhagique ou de l'urine sortie d'un canal infecté, portées aux yeux avec des doigts ou tout autre corps qui en seraient salis.

L'inflammation peut avoir son siége dans un seul œil, le plus souvent dans les deux yeux.

La conjonctive devient le siége d'une douleur d'abord légère, mais qui, augmentant peu à peu, finit, après quelques jours, par devenir intolérable; le malade ressent une chaleur brûlante dans l'œil et ne peut nullement regarder fixement la lumière, quelque peu vive qu'elle soit; une matière jaunâtre ou verdâtre, semblable à celle qui s'écoule du canal de l'urèthre, s'exhale de la muqueuse oculáire.

La marche de cette ophthalmie est ordinairement rapide, le plus souvent elle parcourt ses périodes dans l'espace de huit jours.

Traitement.

L'ophthalmie blennorrhagique se combat par les mêmes moyens que l'ophthalmie en général, c'est-à-dire par les antiphlogistiques locaux et généraux; mais elle demande de plus : 1.° que l'on s'efforce de ramener l'inflammation dans le canal de l'urèthre, en y déterminant un degré convenable d'excitation par des injections irritantes et par l'introduction de bougies que l'on aura soin d'imprégner de la matière qui s'écoule de la conjonctive ; 2.° que l'on adjoigne aux collyres quelque préparation mercurielle ; 3.° que l'on fasse subir au malade un traitement mercuriel complet, lorsque les symptômes inflammatoires auront disparu, tant dans la muqueuse oculaire que dans l'uréthrale ; à moins toutefois que l'on ait la certitude que la blennorrhagie n'est pas syphilitique.

L'ophthalmie est quelquefois suivie d'accidens, comme ulcères et opacité de la cornée, très-rarement l'évacuation des humeurs de l'œil, etc., etc.

Quelquefois l'ophthalmie continue d'exister indéfiniment. Très-souvent alors elle n'a d'autre cause que la présence du virus syphilitique dans la masse des humeurs. Aussi la voit-on, dans ce cas, céder ordinairement comme par enchantement au traitement mercuriel complet.

6.° *Phimosis.*

Le phimosis consiste en un resserrement

du prépuce sur le gland, derrière lequel il est impossible de ramener ce repli membraneux.

Le phimosis se divise en accidentel et en congénital. Le premier seul nous occupera.

L'on distingue trois espèces de phimosis : le phimosis inflammatoire, le lymphatique et le squirrheux.

1.° Le *phimosis inflammatoire* est déterminé par le gonflement inflammatoire du prépuce et du gland, ou de l'un des deux seulement. Les causes déterminantes de cette inflammation sont le contact de la liqueur blennorrhagique avec le gland et le prépuce ; l'amas de la même liqueur entre ces deux parties ; l'existence d'ulcères dans ces mêmes parties ; enfin, toute action chimique ou mécanique capable de les irriter.

Ordinairement le phimosis inflammatoire cause les douleurs les plus inouies et occasionne promptement une fièvre du genre inflammatoire. On l'a vu trop souvent se terminer par la gangrène.

2.° Le *phimosis lymphatique* consiste dans l'infiltration séreuse du prépuce, très-rarement du gland, plus rarement encore de l'un et de l'autre.

Cette affection est ordinairement indolente, si ce n'est pendant les érections qui peuvent occasionner des tiraillemens fort douloureux dans le prépuce.

3.° Le *phimosis squirrheux* succède le plus ordinairement à une inflammation du prépuce ou du gland, ou des deux à la fois, que l'on a combattue par l'usage abusif des répercussifs et des résolutifs.

Le squirrhe de ces parties peut tenir à l'existence du virus cancéreux dans la masse des humeurs.

Quoiqu'il en soit, cette tumeur est d'abord indolente, puis, devenant lancinante, elle se transforme en un cancer qui ronge le membre génital et cause presque toujours la mort.

Traitement.

Lorsque le rétrécissement de l'orifice du

prépuce offre de l'obstacle à l'éjection des urines, que les douleurs sont vives et que l'on craint la gangrène, il faut recourir à l'opération suivante :

Portez à plat, jusqu'à sa base, la lame d'un bistouri droit, la pointe garnie d'une boulette de cire, entre le prépuce et le gland. Tournez alors le tranchant en haut, faites jaillir la pointe de l'instrument à travers la peau, puis, en abaissant la main et d'arrière en avant, incisez hardiment jusqu'au bord libre. Saisissez avec la main gauche le lambeau qui résulte de l'incision, emportez-le en entier, en l'incisant vers la base.

Au reste, chaque espèce de phimosis demande un traitement particulier. Ainsi :

1.° Combattez l'inflammatoire par les antiphlogistiques locaux et généraux.

2.° Faites des applications astringentes sur le gland et le prépuce, dans le lymphatique ; scarifiez, s'il le faut.

3.° Faites l'amputation d'une partie de la verge, quand, par les frictions mercurielles et les astringens, vous n'aurez pu réussir à faire disparaître la tumeur squirrheuse et qu'elle deviendra le siége de douleurs lancinantes vives.

7.° *Paraphimosis.*

Le paraphimosis, maladie opposée à la précédente, a lieu lorsque le prépuce est porté derrière le gland et qu'il ne peut plus être ramené au-devant de cet organe.

Les causes, les différentes espèces, les terminaisons et le traitement du paraphimosis sont en général semblables à ceux du phimosis.

Dans le paraphimosis inflammatoire, l'obstacle que l'étranglement oppose au cours du sang, prédispose singulièrement le gland à la gangrène; d'où l'importance de débrider promptement.

Blennorrhagie chez la femme.

La plus parfaite analogie règne entre la blennorrhagie chez l'homme et celle chez la femme. Elles ne diffèrent que quant au siége, à la durée et à l'intensité des symptômes inflammatoires. Du reste, les causes, du moins pour la syphilitique, les espèces, le traitement, sont absolument les mêmes pour l'une que pour l'autre.

L'écoulement a son siége dans le canal de l'urèthre, et très-souvent dans la muqueuse vaginale, comme nous l'avons dit précédemment.

Cette affection se manifeste d'abord par un sentiment de prurit dans le pudendum, le vagin et le canal uréthral; à ce sentiment de prurit en succède bientôt un autre de cuisson, mais jamais aussi vif que dans l'homme, lequel augmente par l'éjection des urines; les petites lèvres, l'orifice uréthral et la muqueuse vaginale offrent une rougeur plus ou moins vive; ces parties sont le siége d'un gonflement quelquefois assez considérable pour empêcher le doigt de pénétrer dans le vagin; l'approche de l'homme est douloureuse et quelquefois insupportable ; l'écoulement blanchâtre ou verdâtre suit à peu près la même marche que dans l'homme.

La blennorrhagie est chez la femme beaucoup plus long-temps à guérir que chez l'homme. La principale cause en est l'action vitale que détermine vers le vagin le travail de la menstruation.

L'excès du coït rend presque incurable l'écoulement blennorrhagique chez la femme. Aussi voyons-nous cet écoulement être, pour ainsi dire, intarissable chez les filles publiques.

Il peut exister chez les femmes un écoulement blanc, connu sous le nom de *leucorrhée* ou *flueurs blanches*, qu'il ne faut pas confondre avec la blennorrhée. Comme celle-ci, elle est sans douleur ; mais elle est loin d'avoir pour cause un principe syphilitique. Cet écoulement blanc peut être occasionné par les titillations fréquentes du clitoris ; les froissemens des parties externes de la génération ; le travail préparatoire

à la menstruation ; la suppression acci-
dentelle du flux menstruel; la grossesse;
les suites des couches ; l'âge de retour ; un
polype dans la matrice ou le vagin ; une
descente ou un renversement de la matrice
ou du vagin ; un cancer à la matrice. Il peut
de plus être occasionné par les différentes
causes de la blennorrhagie non syphilitique
chez l'homme, comme les écarts de régime,
l'abus du coït, l'équitation trop prolongée,
etc., etc. La leucorrhée n'étant pas une affection vénérienne, nous renvoyons, pour son
histoire, aux différens Traités de pathologie.

Écoulement rectal.

La membrane muqueuse qui tapisse la
face interne du rectum peut, comme celle
de l'urèthre et du vagin, devenir le siége
d'un écoulement syphilitique. La cause de
cet écoulement est, comme dans la blennorrhagie virulente, le contact primitif ou
consécutif du virus syphilitique avec la
muqueuse rectale.

L'identité du virus qui détermine cette maladie et de celui de la blennorrhagie virulente, l'analogie de propriétés vitales dont jouissent les muqueuses uréthrale, vaginale et rectale, font facilement pressentir que la marche et le traitement de ces maladies doivent absolument être les mêmes. Nous renvoyons donc, pour l'histoire de l'écoulement rectal, à celle de l'écoulement blennorrhagique chez les deux sexes.

La blennorrhagie étant la plus fréquente des affections syphilitiques et celle par laquelle commence le plus ordinairement l'infection générale, nous avons cru devoir nous étendre un peu longuement sur son histoire. Nous traiterons beaucoup plus succinctement les autres formes de la syphilis.

SECTION DEUXIÈME.

Ulcères ou chancres.

Les ulcères vénériens sont des solutions de continuité de la peau ou des membranes muqueuses, qui offrent les caractères suivans : la partie où ils ont leur siége, est rouge et enflammée ; les bords de l'ulcère sont perpendiculaires ou coupés à pic, et offrent une couleur de rouge cuivre ; le fond est grisâtre, et il en suinte une plus ou moins grande quantité de pus de semblable couleur.

On distingue les ulcères syphilitiques en *primitifs* et en *consécutifs* ou *secondaires*. Les premiers se manifestent quelques heures ou quelques jours après qu'on s'est exposé à les contracter : on peut les faire disparaître à l'instant même de leur apparition, d'abord par les émolliens, s'ils sont douloureux, et ensuite par l'application de la pierre à cautère. Les seconds ne se déclarent que

8 .

plusieurs mois ou même plusieurs années après l'introduction du virus dans l'économie, et réclament un traitement général, parce qu'ils sont les symptômes d'une vérole complète.

Les parties où se manifestent spécialement les ulcères syphilitiques sont le prépuce, le gland, le canal de l'urèthre, les grandes lèvres, le vagin, les lèvres, la face interne des joues, la gorge, les fosses nasales et le rectum. Il n'est pas très-rare de les voir siéger dans la peau : nous vîmes un individu dont presque toute l'étendue de cet organe était convertie en une énorme cicatrice, par suite des progrès d'un ulcère syphilitique ambulant.

Les ulcères syphilitiques prennent quelquefois le caractère *phagédénique* ou rongeant, et peuvent alors déterminer les ravages les plus affreux dans l'économie. C'est ainsi qu'on a vu de semblables ulcères ronger les lèvres, les joues, la langue, le nez, la luette, les voiles du palais, les

cordes vocales, le rectum, les organes
génitaux chez l'un et l'autre sexe, et enlever
ainsi les sujets de la mort la plus terrible.
Rien alors n'est plus pressant que d'arrêter
leurs progrès par le fer rougi au feu jusqu'au blanc.

Il est une variété d'ulcères syphilitiques
à laquelle on donne le nom de *fissures* ou
rhagades. Ce sont des ulcérations allongées
et étroites, siégeant à l'origine des membranes muqueuses et aux replis naturels de
la peau. Les endroits où on les observe le
plus fréquemment sont les commissures
des lèvres, les coins des yeux, l'anus, la
commissure postérieure des grandes lèvres,
entre les doigts des mains et des pieds, le
replis de la cuisse, etc., etc. Elles ont,
quant à la forme, la plus parfaite analogie
avec les *gerçures* ou crevasses, qu'on re-
marque si communément entre les doigts
des personnes auxquelles il arrive souvent
d'exposer leurs mains au froid, après les
avoir trempées dans l'eau.

C'est ici le lieu de parler des *fistules.*

Ce sont des solutions de continuité suppu-
rantes, plus ou moins étroites, lesquelles
communiquent avec une cavité naturelle
ou un conduit excréteur. On a donné à ces
fistules des noms différens, selon la partie
où elles ont leur siége et selon le liquide
auquel elles donnent passage. C'est ainsi
qu'on distingue des fistules *séreuses, lacry-
males, biliaires, urinaires, salivaires, ster-
corales,* aériennes, *etc.*

On emploie, pour guérir les fistules, des
procédés opératoires qui varient selon l'espèce de fistule et selon les causes qui l'ont
produite. Lorsque les voies naturelles ne
sont qu'obstruées, on cherche à les rétablir
à l'aide de corps dilatans, tels que les
canules et les sondes; si on ne peut lever
l'obstacle et rétablir le cours naturel du
liquide, on lui pratique une route artificielle,
de manière qu'il tombe dans la cavité où il
s'écoule naturellement. Dans d'autres cas,
on incise le trajet fistuleux, ou bien on le
détruit par la ligature, par les caustiques, par
l'excision, la compression, etc. (Chomel.)

~~~~~~

SECTION TROISIÈME.

Bubon ou *poulain.*

Les bubons sont des tumeurs inflammatoires des glandes lymphatiques sous-cuta-
nées, et spécialement de celles de l'aine.

Les bubons reconnaissent la même division que les ulcères, c'est-à-dire en
primitifs et en *consécutifs,* selon qu'ils sont
déterminés par l'action primitive ou secon-
daire du virus syphilitique. Les uns et les
autres réclament un traitement mercuriel
complet, parce que, s'ils ne sont pas le
résultat d'une infection générale, ils la
produisent presque toujours.

Il est des bubons une division bien plus
importante : celle en *inflammatoires* ou
douloureux, et en *non inflammatoires* ou
indolens. C'est sur elle, en effet, que repose
le mode de traitement. Ainsi, les premiers
réclament les antiphlogistiques locaux et

généraux, tandis qu'il faut chercher à faire résoudre les seconds par des applications légèrement stimulantes, comme les emplâtres de *Vigo*, de *diapalme*, de *diachylon*, etc.

Le bubon, comme les autres espèces d'inflammation en général, est susceptible de six terminaisons différentes :

1.° Il peut disparaître subitement, sans qu'il aille se porter sur aucune autre partie du corps. (*Délitescence.*)

2.° A sa disparition subite peut succéder une autre tumeur inflammatoire, laquelle se manifeste aux aisselles, aux environs du mamelon, à la marge de l'anus, etc. (*Métastase.*)

3.° Dans beaucoup de cas la guérison a lieu par la diminution graduelle des symptômes inflammatoires. (*Résolution.*) Cette dernière terminaison, qui est la plus favorable, doit être provoquée par des applications émollientes, lors de la période inflammatoire, et par les résolutifs, lorsque la rougeur et la douleur ont disparu.

4.° Le plus souvent la tumeur se fond et se résout en pus, lequel se fait jour à travers la peau qu'il corrode par son âcreté. (*Suppuration.*) Favoriser la suppuration par des cataplasmes émolliens; panser la plaie avec de la charpie et un appareil convenable, quand elle est établie; aider la cicatrisation par des bandelettes de papier brouillard enduit de cérat, telle est la triple indication d'un bubon qui se termine par suppuration.

5.° Les symptômes inflammatoires acquièrent quelquefois une telle violence, que les parties, siége du bubon, sont frappées de mort. (*Gangrène.*) Calmer l'inflammation par les applications émollientes, les sangsues, la saignée, la diète et les autres antiphlogistiques qui sont au pouvoir du médecin, tels sont les moyens que réclame cette funeste terminaison.

6.° Dans d'autres cas, on voit disparaître la douleur, la rougeur et la chaleur du bubon, avec persistance indéfinie de la tumeur. (*Induration, chronicité.*) On doit alors essayer de le faire résoudre par les frictions mercurielles. Mais qu'on ne perde jamais de vue que l'excès des résolutifs peut transformer la tumeur en cancer. Lorsque ce fâcheux accident survient, il faut, dès que des douleurs lancinantes se font sentir dans la tumeur, en faire l'ablation totale avec l'instrument tranchant. On aura soin de brûler avec le fer rouge le fond de la plaie qui résulte de cette opération, pour ne laisser aucune trace d'une maladie qui pourrait se communiquer à toute l'économie et donner la mort la plus cruelle.

~~~~~~~~~~~~~~~~~~~~~~~~~~~~~~~~~~~~~~~

SECTION QUATRIÈME.

Pustules.

Les *pustules* (vulgairement *mauvais boutons*), sont de petites tumeurs cutanées, contenant une plus ou moins grande quantité de pus, tantôt sèches et tantôt humides, et offrant ordinairement une forme arrondie.

Les pustules sont rarement locales : presque toujours elles indiquent une infection générale. Dans le premier cas, elles sont ordinairement humides et se manifestent à la surface interne, rarement externe des grandes lèvres, au gland, aux environs de l'anus, au mamelon, chez les nourrices qui allaitent des enfans infectés, au scrotum, à la peau qui recouvre la verge, etc. Les pustules consécutives, au contraire, sont presque toujours sèches et se manifestent dans toute autre partie du corps que celles que nous venons d'énumérer. Elles

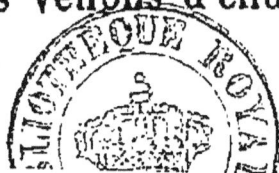

se déclarent communément plusieurs mois après l'introduction du virus dans l'économie, tandis que les locales se manifestent huit, quinze jours ou un mois après l'infection.

Les pustules indiquant presque toujours une infection générale, il est prudent de les combattre par un traitement mercuriel complet.

A la guérison des pustules vénériennes succèdent assez souvent des taches *cuivreuses* qui, outre la laideur qu'elles occasionnent, peuvent déceler la maladie qui les produisit. On préviendra ces taches, en appliquant sur les pustules, pendant le cours du traitement, un linge imbibé du liniment suivant :

Sublimé corrosif........ 1 gros.
Huile d'amandes douces. 1 once.

On retirerait le même avantage de l'emploi de l'eau salée.

~~~~~~

SECTION CINQUIÈME.

Excroissances ou végétations syphilitiques.

Les *excroissances* ou *végétations* sont des pullulations saillantes qui ont leur siége dans la peau, les membranes muqueuses et les surfaces ulcérées. On leur donne, d'après leur forme et leur grandeur, le nom de *crêtes de coq, choux-fleurs, condylômes, champignons,* etc.

On observe rarement ces sortes de pullulations ailleurs qu'aux grandes lèvres, au clitoris, dans l'intérieur du vagin, au gland, au prépuce et au pourtour de l'anus. Presque toujours l'indice d'une syphilis constitutionnelle, elles réclament un traitement mercuriel complet.

Les excroissances ou végétations ne cèdent pas toujours à l'usage du mercure : il est alors nécessaire de les détruire par la *ligature.*

les *caustiques* ou l'*instrument tranchant,* en ayant soin d'enlever la portion de peau ou de membrane muqueuse qui leur sert d'implantation, puisque cette portion de peau ou de membrane pourrait repulluler et donner naissance à la même maladie.

Récriminons contre l'usage de certains médecins d'enlever ces pullulations avant d'avoir détruit leur véritable cause, c'est-à-dire le virus, par l'usage des spécifiques de la vérole. Repullulant, en effet, presque toujours, elles nécessitent une nouvelle opération.

SECTION SIXIÈME.

Douleurs ostéocopes.

Les douleurs ostéocopes ont leur siége dans les os. Elles sont lancinantes et reviennent par intervalle. Elles se manifestent presque toujours pendant la nuit et sont exaspérées par la chaleur du lit.

Le siége le plus fréquent des douleurs ostéocopes, sont les os des membres et de la poitrine. Elles peuvent néanmoins se manifester dans toutes les parties du squelette, et passent quelquefois d'un os à l'autre avec la rapidité de l'éclair. Toujours l'indice d'une syphilis ancienne, il n'y a d'espoir de les guérir que par un traitement mercuriel complet.

~~~~~~

SECTION SEPTIÈME.

Exostose vénérienne.

L'exostose est une tumeur inflammatoire de la substance de l'os, ou, ce qui arrive le plus souvent, de la membrane fibreuse qui le recouvre, laquelle, comme on sait, est désignée sous le nom de *périoste*. Dans ce dernier cas, le nom de *périostose* conviendrait beaucoup plus que le premier.

Les os où cette affection se manifeste le plus souvent, sont ceux qui sont recouverts de peu de parties molles, tels que les os du crâne, la mâchoire inférieure, le sternum, les clavicules, le radius et le cubitus, la face interne du tibia et l'extrémité inférieure du péroné. Tous les os néanmoins peuvent en être le siége.

L'exostose annonce une maladie très-ancienne : par conséquent, pour la guérir, il faut recourir aux mercuriaux, que l'on

administrera tant généralement que topi-
quement.

Lorsque l'exostose se termine par la
suppuration, il en résulte nécessairement
carie de la substance osseuse. Nous parle-
rons plus loin de cette dernière affection.

L'exostose ne cède pas toujours à l'usage
du mercure et persiste, quoique l'on ait
détruit le virus. Il serait alors pernicieux
de prolonger l'usage de ce médicament.
On doit, dans ce cas, si la tumeur est
accessible aux instrumens et que le malade
veuille en être débarrassé, l'enlever avec
la scie ou avec la gouge et le maillet.

~~~~~~~~~~~~~~~~~~~~~~~~~~~~~~~~~~

SECTION HUITIÈME.

Nécrose.

Quelquefois les symptômes inflammatoires de l'exostose, ou inflammation de
l'os, sont si violens, que la portion exos-
tosée est frappée de mort, c'est-à-dire de
nécrose. La nature alors sépare le mort
d'avec le vif et le chasse au-dehors. Voyez,
dans la *Nosographie chirurgicale,* ce que
doit faire le médecin pour aider la nature
dans cette opération.

SECTION NEUVIÈME.

Céphalée vénérienne.

La *céphalée* ou *céphalalgie syphilitique* consiste en des douleurs vives, lancinantes, que l'on distingue des autres maux de tête par sa longue durée, la régularité de ses exacerbations vers le milieu de la nuit, surtout après le premier sommeil, et par sa résistance opiniâtre à tous les moyens curatifs autres que le mercure.

Ces douleurs intotérables ont pour causes ordinaires : 1.º l'action irritante du virus syphilitique sur les membranes du cerveau; 2.º une exostose développée dans les os du crâne, laquelle, se dirigeant extérieurement, soulève et tiraille le cuir chevelu et les nerfs qui rampent dans sa substance; d'autres fois, se portant vers la cavité du crâne, repousse les membranes du cerveau, comprime celui-ci, et peut ainsi causer des maladies mortelles de tous les genres, et même donner la mort.

L'on sent facilement que la céphalée ne peut être que le résultat d'une infection générale, et qu'alors il est nécessaire de la combattre par un traitement mercuriel complet. Quand on aura pu constater l'existence d'une exostose dans les os du crâne, l'on appliquera sur ceux-ci une ou plusieurs couronnes de trépan.

~~~~~~~~~~~~~~~~~~~~~~~~~~~~~~~~~~~

SECTION DIXIÈME.

Carie.

La carie est une véritable ulcération des os, lesquels s'érodent, se détruisent en partie et fournissent un liquide sanieux d'une odeur ordinairement fétide. Symptôme d'une syphilis invétérée, cette affection doit être combattue par un traitement mercuriel général. Si la carie se montre rebelle aux mercuriaux, il faut recourir aux caustiques et au fer rouge, pour hâter l'exfoliation et arrêter le mouvement désorganisateur auquel l'os est en proie.

De nombreux et de fâcheux accidens peuvent être le résultat de la carie vénérienne : siége-t-elle dans la portion mastoïdienne du temporel ? Elle peut étendre ses ravages jusqu'aux osselets de l'ouïe et déterminer ainsi une *surdité* complète et à jamais incurable. Se manifeste-t-elle dans les cartilages du larynx? Elle devient cause d'une *phthisie* dite *laryngée*, laquelle enlève le malade avec une rapidité effrayante. Se déclare-t-elle dans les os nasaux, maxillaires et palatins? Elle ronge le nez, la bouche, l'arrière-bouche, les fosses nasales; peut même étendre ses progrès jusqu'à la base du crâne, et causer ainsi la mort la plus affreuse. Il serait trop long de mentionner ci tous les ravages qui peuvent résulter de la carie vénérienne : la connaissance de l'action destructive de cette maladie, laquelle peut siéger dans tous les os du corps, peut facilement les faire pressentir.

SECTION ONZIÈME.

Alopécie.

Alopécie se dit en grec *alopexia*, dérivé d'*alopex*, renard, parce que cet animal, dit-on, est fort sujet à cette affection.

L'alopécie consiste dans la chute des cheveux et la dénudation du cuir chevelu. Elle paraît avoir pour cause locale une dartre furfuracée qui s'étend sur toute la surface de la tête. Quand la chute des cheveux est bornée au sommet de la tête, on la désigne sous le nom de *chauveté*.

Cette affection est presque constamment le symptôme d'une syphilis parvenue à son dernier degré, et réclame conséquemment un traitement mercuriel des plus complets.

Quand on n'arrête pas à temps les progrès de cette maladie, elle peut déterminer la chute des sourcils, des cils, de la barbe,

10

des poils qui ombragent les organes génitaux, et, en un mot, de ceux de toutes les
parties du corps.

SECTION DOUZIÈME.

Rhumatismes.

L'observation semble démontrer que le virus syphilitique peut se porter sur les muscles, les capsules synoviales, les gaînes tendineuses, etc., et y déterminer une inflammation dont le caractère est une douleur vive, lancinante, augmentant considérablement par le mouvement et la pression, s'exaspérant dans les changemens de temps, et pouvant passer d'une partie à une autre avec une extrême rapidité.

Quand on soupçonne les rhumatismes être de nature vénérienne, il faut administrer les mercuriaux tant intérieurement qu'en frictions.

SECTION TREIZIÈME.

Dartres, gale et teignes.

Le virus syphilitique peut exercer son action sur les ulcères dartreux, psoriques et tineux, et constituer ainsi des dartres, des gales et des teignes vénériennes. On devra, pour guérir ces affections, adjoindre le traitement mercuriel complet aux médicamens antiherpétiques, antipsoriques et antitineux, parce qu'elles indiquent toujours une syphilis invétérée.

~~~~~~~~~~~~~~~~~~~~~~~~~~~~~~~~~

SECTION QUATORZIÈME.

Le *carreau*, la *lèpre*, le *rachitis* et la *phthisie pulmonaire* ne sont-ils pas aussi quelquefois déterminés par le virus syphilitique?....

S'il est vrai, comme le pensent Broussais et tant d'autres médecins célèbres, que ces affections consistent dans l'inflammation du tissu des organes où elles ont leur siége, il nous semble que l'on doit répondre à cette question par l'affirmative. Le virus syphilitique n'est-il pas, en effet, un agent essentiellement irritant et susceptible par conséquent de déterminer toute espèce de maladie inflammatoire?

10

SECTION QUINZIÈME.

Scrofules.

Quelques médecins pensent que le virus syphilitique peut exercer son action délétère sur les glandes lymphatiques et déterminer ainsi des scrofules vénériennes. L'on sentirait alors la nécessité de recourir aux mercuriaux.

On sait que les scrofules, désignés vulgairement sous le nom d'*écrouelles* ou *humeurs froides,* sont souvent le résultat de l'usage abusif du mercure, et qu'elles se manifestent fréquemment chez les enfans issus de parens vérolés. Triste legs qui fait souvent maudire à ces êtres faibles les auteurs de leur chétive existence!

~~~~~~

DICTIONNAIRE

EXPLICATIF

DES TERMES TECHNIQUES

EMPLOYÉS DANS CET OUVRAGE.

———

A.

AFFECTION, *affectio,* du verbe latin *afficere,* affecter. Nous avons souvent employé ce mot comme synonyme de maladie.

AINE, *inguen* des Latins, *boubon* des Grecs. On appelle ainsi le pli de la peau qui sépare la cuisse de la partie antérieure et inférieure du bas-ventre.

ANODINS, adjectif dérivé des deux mots

grecs *a*, privatif, et *odûné*, douleur. On désigne ainsi les médicamens qui sont doués de la propriété d'enlever ou de calmer la douleur.

ANTIPHLOGISTIQUES *(anti*, contre, et *phlego*, je brûle). Médicamens employés contre l'inflammation.

ANTISYPHILITIQUES *(anti*, contre, et *syphilis*, maladie vénérienne). Médicamens employés contre la maladie vénérienne.

ANUS, mot latin qui signifie *anneau*, et qui est employé pour désigner l'orifice qui termine l'intestin rectum.

B.

BOUGIE, *candelula.* Petit cylindre flexible, préparé le plus ordinairement avec de la gomme élastique, et destiné à être introduit dans divers conduits, pour les dilater.

BOURSES, autrement dit *scrotum (bursa* des Grecs). Sorte de sac qui renferme les testicules.

(117)

C.

CANAL, *canalis*. Nous avons employé ce mot, tantôt pour désigner une cavité plus ou moins étroite et plus ou moins allongée, donnant passage à certains fluides ; tantôt comme synonyme de vaisseau. Voyez ce dernier mot.

CANAL DÉFÉRENT, *ductus deferens*. Il s'étend du testicule aux vésicules séminales, dans lesquelles il décharge la liqueur prolifique préparée par cet organe.

CANAUX ÉJACULATEURS, *ductus ejaculatores*. L'on appelle ainsi deux conduits, lesquels, lors de l'éjaculation, transmettent dans le canal de l'urèthre, la liqueur prolifique, qui était tenue en réserve dans les vésicules séminales.

CERVEAU, *cerebrum*. C'est un organe mou, pulpeux, de couleur blanche - grisâtre, contenue dans les os du crâne, donnant naissance à tous les nerfs, et étant par

conséquent le centre des opérations intel-
lectuelles et des actes de la volonté. Ses
annexes sont le cervelet, la protubérance
annulaire et la moelle vertébrale, renfermée
dans le canal du même nom.

CLAVICULE, *clavicula* des Latins, *clèis* des
Grecs. C'est un os long et étroit, faisant
partie de l'épaule et situé entre l'omoplate
et le sternum.

CLITORIS, dérivé du mot grec *cleitorizein*,
chatouiller. Organe allongé, plus ou moins
saillant, lequel occupe la partie moyenne
et supérieure de la vulve, et est le siége
principal de la volupté chez la femme.

CŒUR, *cor* des Latins, *cardia* des Grecs.
Organe musculeux, centre de la circulation, composé de deux cavités qui chassent
le sang dans toutes les parties du corps,
et de deux autres qui reçoivent le même
liquide.

CONJONCTIVE, *conjunctiva*. Membrane
muqueuse qui unit le globe de l'œil aux

paupières. Elle tapisse la face interne de celles-ci et la plus grande partie du globe oculaire.

CORDON SPERMATIQUE, *funiculus spermaticus.* C'est un cordon vasculaire et nerveux qui suspend le testicule dans les bourses. Il est composé du canal déférent, ainsi que des veine et artère spermatiques.

CUBITUS, mot latin qui signifie *coude,* et qui est employé pour désigner le plus gros des deux os de l'avant-bras. Il est situé à la partie interne de cette portion de l'extrémité supérieure.

E.

EXFOLIATION, *exfoliatio.* Séparation par lames ou par *feuilles* d'une portion d'os ou de tendon frappée de mort.

G.

GLAND, *balanus,* autrement dit *tête* du membre viril. On appelle ainsi l'extrémité intérieure et renflée de cet organe.

GLANDE, en latin *glandula,* de *glans,* le gland, fruit du chêne ; en grec *aden.* On emploie ce mot pour désigner des organes mollasses, lobuleux, destinés à tirer du sang certains fluides, comme la bile, l'urine, le sperme, etc., et à porter ces fluides au-dehors, au moyen d'un ou de plusieurs conduits dits excréteurs.

H.

HUMEURS, *humores.* On désigne ainsi les fluides ou les substances liquides contenues dans l'économie, comme le sang, la bile, la salive, etc.

HYGIÈNE, en latin *hygiene,* du mot grec *ugieia,* santé. On appelle ainsi cette branche de la médecine dont le but est la conservation de la santé de l'homme.

HYMEN, mot grec qui signifie *mariage, chant nuptial, pellicule,* et que les anatomistes emploient pour désigner une membrane mince, de forme semi-lunaire ou circulaire, fermant en partie l'orifice du vagin chez les personnes qui n'ont pas encore usé du commerce sexuel, ou souffert quelque violence dans cette partie.

I.

INFLAMMATION, *inflammatio*. On appelle ainsi toute maladie caractérisée par la tension, la rougeur, la chaleur, la douleur et le gonflement de la partie qui en est le siége.

INJECTION, *injectio*, de *injicere*, pousser dedans. L'action d'injecter, à l'aide d'une seringue ou de tout autre instrument, un liquide dans une des parties du corps.

M.

MEMBRANES, *membrana*. Organes minces, souples, ressemblant à des espèces de toile.

MEMBRANES MUQUEUSES, *membrana mucosa*. Les membranes muqueuses sont aux cavités qui communiquent avec l'extérieur, ce qu'est la peau à la superficie du corps. Elles ne sont rien autre chose que la continuation de celle-ci, laquelle s'amincit pour pénétrer dans la bouche, le nez, le vagin, le canal de l'urèthre, le rectum, etc., et former ainsi les muqueuses *buccale, nasale* ou *pituitaire, vaginale, uréthrale, rectale,* etc.

Muscles, en latin *musculus,* en grec *muon ;* de *mus,* un rat. Organes composés de fibres rouges plus ou moins longues, rarement d'une autre couleur, doués, pour la plupart, de la faculté de se contracter sous l'empire de la volonté et d'exécuter ainsi les actes nécessaires à la vie.

N.

Nerfs, *nervus* des Latins, du mot grec *neuron,* qui signifie force. Les anatomistes désignent ainsi des organes cylindriques, blancs, naissant du cerveau et de ses annexes. Conducteurs du sentiment et du

mouvement, ils établissent une correspon-
dance intime entre le cerveau et toutes les
autres parties du corps.

Nymphes, autrement dites *petites lèvres*.
Ce sont deux replis membraneux formés
par la muqueuse vaginale, et servant à
diriger le cours des urines. On leur a donné
ce nom par allusion aux nymphes de la
fable, qui présidaient au cours des fontaines
et des fleuves.

O.

Œsophage, *œsophagus* des Latins, *oiso-
phagos* des Grecs; de *oïo,* je porte, et de
phago, je mange. On désigne sous ce nom
un conduit musculo-membraneux, destiné
à porter les alimens du pharynx ou arrière-
bouche dans l'estomac.

P.

Pénis, mot latin employé comme synonyme de membre viril ou verge.

Périnée, *perinœum* des Latins, *perineon*

des Grecs. Espace situé entre l'anus et les bourses, chez l'homme, et la vulve, chez la femme.

PÉRONÉ, du mot grec *perone*, une agrafe. Le plus mince des deux os de la jambe, et situé au côté externe du tibia.

PHARYNX OU ARRIÈRE-BOUCHE, de *pharunx*, gosier. C'est la partie supérieure et évasée de l'œsophage.

PHLOGOSE. Voyez *inflammation*.

PRÉPUCE, *præputium*, de *puto*, je coupe; parce que les juifs coupent le prépuce aux nouveau-nés. On nomme ainsi le prolongement de la peau du membre viril qui recouvre le gland.

PROSTATE, dérivé du verbe grec *proistemi*, je prépose, je préside. Glande assez volumineuse, qui entoure le col de la vessie et le commencement du canal de l'urèthre.

R.

RADIUS, mot latin qui signifie *rayon*,

et qui est employé pour désigner le plus mince et le plus externe des deux os de l'avant-bras.

Reins, *renes* des Latins, *nephroi* des Grecs. Ce sont deux glandes de couleur rouge obscure, ayant la forme d'un haricot, situées l'une à droite, l'autre à gauche, dans le bas-ventre, et servant à préparer les urines.

S.

Scarification, *scarificatio*. Incision faite à la peau pour dégorger la partie tuméfiée.

Scrotum, voyez *bourses.*

Sternum, *os pectoris* des Latins, *sternon* des Grecs. Os situé à la partie moyenne et antérieure de la poitrine.

Système, *systema;* de *sun*, ensemble, et de *istemi*, je place. On désigne ainsi un ensemble d'organes composés des mêmes tissus et exerçant des fonctions analogues.

T.

TEMPORAL, de *tempus*, temps. Os des tempes.

TIBIA, mot latin qui signifie *flûte*, et qu'on emploie pour désigner le plus fort et le plus interne des deux os de la jambe.

TRACHÉE-ARTÈRE, dérivé des deux mots grecs *traxus*, âpre, et *arteria*, artère. Conduit destiné à transmettre l'air de la bouche dans les poumons, pendant l'acte de la respiration.

TUMEUR, *tumor*. Toute éminence contre nature.

U.

URETÈRES, du mot grec *ouron*, urine. L'on désigne ainsi deux canaux membraneux, servant à porter dans la vessie l'urine préparée par les reins.

URÈTHRE, de *ouron*, urine. Canal membraneux, destiné à porter l'urine au-dehors, chez l'un et l'autre sexe, et, de plus, la liqueur prolifique, chez l'homme.

V.

VAGIN, de *vagina*, gaîne, fourreau. Canal membraneux, situé entre la matrice et la vulve, au milieu de laquelle il vient s'ouvrir.

VAISSEAU, *vas*. Canal membraneux, charriant quelque fluide, comme le sang, la lymphe, etc.

VAISSEAUX ARTÉRIELS, ceux qui portent le sang du cœur dans toutes les autres parties du corps.

VAISSEAUX VEINEUX, ceux qui rapportent le sang de tous les points de l'économie vers l'organe central de la circulation, c'est-à-dire le cœur.

VAISSEAUX LYMPHATIQUES OU ABSORBANS. Canaux très-minces, diaphanes, naissant de la surface des membranes et du tissu de tous les organes, dans lesquels ils déposent un fluide connu sous le nom de *lymphe*, et d'où ils le pompent, ainsi que certains autres liquides, pour les porter dans le torrent de la circulation.

VESSIE, *vesica* des Latins, *custis* des Grecs. C'est un réservoir musculo-membraneux, situé dans la partie inférieure du bas-ventre, et destiné à contenir l'urine hors le temps de son éjection.

VULVE, *vulva*. Ensemble des organes sexuels externes chez la femme, et à la partie centrale desquels paraît l'orifice vaginal.

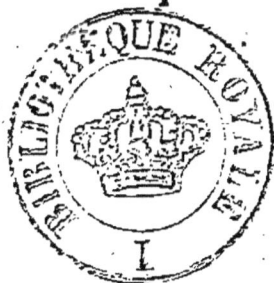

FIN.

www.ingramcontent.com/pod-product-compliance
Lightning Source LLC
Chambersburg PA
CBHW071912200326
41519CB00016B/4588